高等医学教育课程同步周周练

诊断学周周练

主 编 李 璘

中国协和医科大学出版社
北 京

图书在版编目（CIP）数据

诊断学周周练 / 李璘主编. —北京：中国协和医科大学出版社，2022.7
（高等医学教育课程同步周周练）
ISBN 978-7-5679-1992-1

Ⅰ. ①诊… Ⅱ. ①李… Ⅲ. ①诊断学－高等学校－习题集 Ⅳ. ①R44-44

中国版本图书馆CIP数据核字（2022）第104645号

高等医学教育课程同步周周练
诊断学周周练

主　　编：李　璘
策划编辑：陈　佩
责任编辑：刘　婷　涂　敏
封面设计：许晓晨
责任校对：张　麓
责任印制：张　岱

出版发行：中国协和医科大学出版社
（北京市东城区东单三条9号　邮编100730　电话010-65260431）
网　　址：www.pumcp.com
经　　销：新华书店总店北京发行所
印　　刷：三河市龙大印装有限公司

开　　本：880mm×1230mm　1/32
印　　张：9.375
字　　数：220千字
版　　次：2022年7月第1版
印　　次：2022年7月第1次印刷
定　　价：56.00元

ISBN 978-7-5679-1992-1

编者名单

主　　编　李　璘

副主编　张　勇　于才红

编　　者　（按姓氏笔画排序）

于才红　王尔聪　方婕妤　刘　澳

李　璘　杨　毅　何思思　张　勇

赵嘉伟　符晓华　彭小宁

编者单位　湖南师范大学医学院

前　言

医学专业内容繁多、知识点复杂，需要及时高效地复习才能巩固所学的知识。同时，近年来，医学类考研竞争日趋激烈，对考研复习也提出了更高的要求。客观地讲，师范院校医学院的学生在考研上并不占优，但是湖南师范大学医学院考研成绩却屡创新高。特别在2022年考研难度加大的情况下，上线率达到77.4%，其中不乏北京协和医学院、北京大学、浙江大学等医学名校。这些成绩的取得离不开同学们的刻苦努力，也与学院一线教师多年的教学和考研辅导经验密不可分。为此，我们总结编写了这套丛书，以期让更多的同学受益。

“高等医学教育课程同步周周练”丛书分为《诊断学周周练》《内科学周周练》《外科学周周练》《生理学周周练》《生物化学与分子生物学周周练》5个分册。最大的特点是采用真题解析、知识点加练习题结合的形式，将2012—2022年共11年的考研知识点和真题解析融入临床医学专业的主干核心课程之中，学生在学习对应课程时就可以结合对应分册，进行针对性学习和考研准备，效果远胜于考研前的临时突击。

本套丛书既便于医学本科生同步学习及练习，又可用于考研前自我评估和复习巩固，还可作为高校相关课程及考研辅导教师教学的参考书，对参加执业医师资格考试的考生及住院医师也具有很高的学习参考价值。

本分册《诊断学周周练》为《诊断学》的配套辅导用书。诊断学是临床医学专业的一门专业核心课程，就该门课程的学习和考研而言，有3个共性问题：**记不住**，诊断学知识点繁多，知识点学了忘，背了还是忘；**分不清**，具有相似症状或体征的病人诊断却不同，诊断相同的病人又可能表现出不一样的症状和体征；**不会用**，诊断思维逻辑性强，面对病人时，不会把所学的理论知识运用到临床实践中。

针对“记不住”的问题，本书以全国高等教育五年制临床医学专业教学大纲和研究生入学考试大纲为依据，在第一部分“考研真题解析”中对诊断学的重点、难点、考点进行了总结提炼，帮助读者快速识别重要知识点。

针对“分不清”的问题，本书在第二部分“知识点总结”中统计了2012—2022年共11年的考研知识点考频，并对易混淆及易错知识点进行了对比辨析，帮助读者快速掌握需要鉴别的知识点。

针对“不会用”的问题，本书在第三部分“拓展练习及参考答案”中强调了知识点在病例中的应用，读者可以通过习题对知识点的掌握情况进行检验。

本书按照教学日历编排，方便读者同步使用，李璘、于才红、符晓华、彭小宁负责大纲拟定及全书内容审校；王尔聪负责编写第1、2周，杨毅负责编写第3、4周，李璘负责编写第5周，何思思负责编写第6、7周，方婕妤负责编写第8、9周，赵嘉伟负责编写第10、11、12、13周，张勇负责编写第14、15周、刘澳负责编写第16周。

尽管力臻完善，但书中难免存在疏漏与不足之处，敬请广大同仁和读者批评指正。

编　者

2022年6月

目　录

第一篇

常见症状

笔记

第1周　发热、皮肤黏膜出血、水肿、发绀、黄疸

一、考研真题解析

1.（2012年A型题）下列疾病中，发热可伴明显肌肉疼痛的是

A．钩端螺旋体病　　B．急性细菌性痢疾

C．急性白血病　　D．急性病毒性肝炎

【答案与解析】 1．A。①钩端螺旋体病急起发热，伴畏寒或寒战，多为稽留热。伴随明显头痛，一般为前额部。还可伴有全身肌肉酸痛，包括颈、胸、腹、腰背和下肢肌肉，尤以腓肠肌疼痛明显，有一定的特征性，故本题选A。②急性细菌性痢疾发热主要伴随腹痛、腹泻、里急后重等。③急性白血病发热主要伴随出血。④急性病毒性肝炎发热主要伴随黄疸和消化道症状。

2.（2014年A型题）男性，72岁。2天来上腹疼痛，1天来发热，最高达38℃，在下列疾病中可排除的是

笔记

A. 胆囊炎　　B. 十二指肠溃疡穿孔

C. 急性心肌梗死　　D. 大叶性肺炎

【答案与解析】2. D。大叶性肺炎好发于青壮年男性，受凉、疲劳、酗酒常为其诱因。起病多急骤，先有寒战，继而高热，体温可达39～40℃，常有头痛，全身肌肉酸痛，患侧胸痛，咳铁锈色痰，与该病例不符，故选D。

（3～5题共用题干）（2015年A型题）

女性，25岁。无明显诱因月经量增多2个月，牙龈出血2天入院，既往体健。查体：胸腹部及四肢皮肤散在出血点和少量瘀斑，浅表淋巴结不大，牙龈少量渗血，心、肺、腹检查未见明显异常。血液检查：血红蛋白（Hb）100g/L，红细胞计数（RBC）3.3×10^{12}/L，白细胞计数（WBC）8.2×10^{9}/L，血小板计数（PLT）9×10^{9}/L，网织红细胞占比0.01。

3. 为警惕颅内出血的危险，查体中还应特别注意检查的是

A. 关节肿胀　　B. 血肿　　C. 鼻出血　　D. 口腔血疱

4. 该患者最可能的诊断是

A. 再生障碍性贫血　　B. 伊文思综合征（Evans综合征）

C. 特发性血小板减少性紫癜　　D. 弥散性血管内凝血

5. 为确定诊断，首选的检查是

A. 白细胞分类　　B. 骨髓检查　　C. 抗人球蛋白试验　　D. 凝血功能检查

【答案与解析】3. D。该患者为年轻女性，主要表现为出血和血小板计数减少，

笔记

而白细胞计数正常，贫血可由月经量增多引起，其余检查均正常，诊断为特发性血小板减少性紫癜（又称原发免疫性血小板减少症）。轻度患者可表现为皮肤黏膜出血，如瘀点、紫癜、瘀斑及外伤后不易止血等，鼻出血、牙龈出血亦很常见。重度患者出现广泛严重的皮肤黏膜及内脏出血，颅内出血和口腔血疱都是重度患者的临床表现，故第3题选D。4．C。特发性血小板减少性紫癜主要表现为血小板计数减少；再生障碍性贫血和Evans综合征患者主要表现为全血细胞计数减少及骨髓增生低下；弥散性血管内凝血是在许多疾病基础上继发的全身微血管血栓形成，引起全身出血及微循环衰竭，而该患者无明显诱发因素，故第4题选C。5．B。骨髓检查是特发性血小板减少性紫癜确诊的首选检查，主要表现为骨髓巨核细胞数量正常或增加、骨髓巨核细胞发育成熟障碍、有血小板形成的巨核细胞显著减少（＜30%）、红系及粒、单核系正常，故第5题选B。

6.（2016年A型题）下列可导致发绀的疾病中，属于混合性发绀的是

A．肺栓塞　　B．阻塞性肺气肿　　C．亚硝酸盐中毒　　D．心力衰竭

【答案与解析】 6．D。引起发绀的原因有两类，去氧血红蛋白增多或存在异常血红蛋白衍生物。其中去氧血红蛋白增多又分为中心性发绀、周围性发绀和混合性发绀。中心性发绀的特点表现为全身性，除四肢及颜面外，也累及躯干和黏膜，但受累部位的皮肤是温暖的。发绀的原因多为心、肺疾病引起呼吸衰竭、通气与换气功能障碍、肺氧合作用不足导致动脉血氧饱和度降低。周围性发绀的原因多为周围循环血流障碍，其特点表现在发绀常出现于肢体的末端与下垂部位，这些部位的皮肤是冷的，但若给予按摩或加温，使皮肤转暖，发绀可消退。混合性发绀可见于心力衰竭等，故本题选D。

笔记

7.（2017年A型题）肝源性水肿的临床表现是

A．水肿自颜面部开始向全身发展

B．踝部水肿

C．颈静脉充盈

D．非凹陷性水肿

【答案与解析】7．B。①肝硬化是肝源性水肿最常见的原因，主要表现为腹水，也可首先出现踝部水肿，逐渐向上蔓延，而头面部及上肢常无水肿，故本题选B。②水肿自颜面部开始向全身发展是肾源性水肿的特点。③颈静脉充盈为心源性水肿的特点。④非凹陷性水肿为甲状腺功能减退症所致水肿的特点。

8.（2020年A型题）男性，32岁。4天前去东南亚旅游归来后突发寒战、高热，体温达40.1℃，持续约2小时，未经特殊处理自行退热，体温降至36.2℃，伴大汗，自觉轻度乏力，无其他不适。1天前再次发热，症状同4天前而来院。查体：心肺未见异常。腹软，脾肋下可触及。血常规：WBC 2.2×10^9/L。最可能的诊断是

A．败血症

B．伤寒

C．疟疾

D．肾综合征出血热

【答案与解析】8．C。患者为青年男性，4天前突发寒战、高热，体温40.1℃，持续约2小时后，未经处理自行退热至36.2℃，1天前再次发热，为典型的间歇热症状。间歇热是体温骤升到达高峰后持续数小时，又迅速降至正常，高热期与无热期反复交替，常见于疟疾、急性肾盂肾炎等，故本题选C。稽留热表现为体温恒定维持在39℃以上，24小时体温波动范围不超过1℃，维持数天或数周。常见于大叶性肺炎、斑疹伤寒及伤寒高热期。弛张热表现为体温在39℃以上，24小时体温波动范围超过2℃，常见于败血症、风湿热、重症肺结核及化脓性炎症等。

笔记

9.（2021年A型题）符合肝细胞性黄疸检验特点的是

A. 尿胆素原减少　　B. 尿胆红素阳性

C. 血结合胆红素显著减少　　D. 血非结合胆红素显著减少

【答案与解析】9. B。肝细胞性黄疸临床表现为皮肤、黏膜浅黄色至深黄色，可伴有轻度皮肤瘙痒，其他为肝脏原发病的表现。不同黄疸的鉴别见表1-1。

表1-1　正常人与不同黄疸的鉴别

分　类	血清胆红素（μmol/L）				尿胆色素		皮肤黏膜状态	尿液状态
	CB	UCB	STB	CB/STB	尿胆红素	尿胆原		
正常人	0～6.8	1.7～10.2	3.4～17.1	0.2～0.4	阴性	0.84～4.20μmol/L	正常	正常
溶血性黄疸	轻度增加	明显增加	＜85.5	＜0.2	阴性	明显增加	浅柠檬黄色不伴皮肤瘙痒	酱油色或茶色
肝细胞性黄疸	中度增加	中度增加	17.1～171.0	0.2～0.5	阳性	正常或轻度增加	浅黄至深黄色可伴皮肤瘙痒	颜色深
梗阻性黄疸	明显增加	轻度增加	＞171	＞0.2	强阳性	减少或缺如	暗黄色、深黄色甚至黄绿色	颜色深

注：CB，结合胆红素；UCB，非结合胆红素；STB，血清总胆红素。

笔记

二、知识点总结

本周知识点考点频率统计见表1-2。

表1-2 发热、皮肤黏膜出血、水肿、发绀、黄疸考点频率统计表（2012—2022年）

年份	发热	皮肤黏膜出血	水肿	发绀	黄疸
2022					√（见第7周真题）
2021					√
2020	√				
2019					
2018					
2017			√		
2016				√	
2015		√			
2014	√				
2013					
2012	√				

（一）发热

发热是指当机体在致热原作用下或各种原因引起体温调节中枢的功能障碍时，体温

笔记

升高超出正常范围。

1. 正常体温及生理性变异

（1）正常体温如下。腋温：36～37℃；口温：36.3～37.2℃；肛温：36.7～37.5℃。

（2）体温生理性变化：①下午稍高于早晨，剧烈运动、劳动或餐后略升高，但24小时内波动不超过1℃。②妇女月经前和妊娠期略高于正常。③老年人较青壮年低。④高温环境下体温稍升高。

2. 病因与分类 根据病因分为感染性发热和非感染性发热两大类，以前者多见。

（1）感染性发热：各种病原体，如病毒、细菌、支原体、立克次体、螺旋体、真菌、寄生虫等引起的感染，不论是急性、亚急性或慢性，局限性或全身性，均可出现发热。

（2）非感染性发热：血液病、结缔组织病、变态反应性疾病、内分泌与代谢性疾病、血栓及栓塞性疾病、颅内疾病、皮肤病变、恶性肿瘤、物理及化学损害、自主神经紊乱等。

3. 临床表现

（1）发热的分度（以口腔温度为标准）如下。低热：37.3～38.0℃；中度热：38.1～39.0℃；高热：39.1～41.0℃；超高热：>41.0℃。

（2）热型及临床意义：常见热型的特点及临床意义见表1-3。

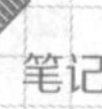

笔记

表 1-3 常见热型的特点及临床意义

热 型	体 温	特 点	临床意义
稽留热	39℃以上	达数天或数周，24小时内体温波动范围不超过1℃	大叶性肺炎、斑疹伤寒、伤寒高热期
弛张热	39℃以上	波动幅度大，24小时内波动范围超过2℃，都在正常水平以上	败血症、风湿热、重症肺结核、化脓性炎症
间歇热	—	体温骤升骤降，高热持续数小时，无热持续数天	疟疾、急性肾盂肾炎
波状热	39℃或以上	体温缓升缓降，高热和无热各持续数天	布鲁菌病
回归热	39℃或以上	体温急剧上升又骤然下降，高热和无热各规律持续数天	回归热、霍奇金淋巴瘤
不规则热	—	发热曲线无一定规律	结核病、风湿热、支气管肺炎、渗出性胸膜炎

4. 发热的伴随症状及临床意义 见表1-4。

表 1-4 发热的伴随症状及临床意义

伴随症状	临床意义
寒战	大叶性肺炎、败血症、急性胆囊炎、急性肾盂肾炎、流行性脑脊髓膜炎、疟疾、钩端螺旋体病、药物热、急性溶血、输血反应等
结膜充血	麻疹、流行性出血热、斑疹伤寒、钩端螺旋体病等
单纯疱疹	口唇单纯疱疹多出现于急性发热性疾病，见于大叶性肺炎、流行性脑脊髓膜炎、间日疟、流行性感冒等

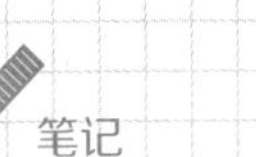

续　表

伴随症状	临床意义
淋巴结肿大	传染性单核细胞增多症、风疹、淋巴结结核、局灶性化脓性感染、丝虫病、白血病、淋巴瘤、转移癌等
肝脾大	传染性单核细胞增多症、病毒性肝炎、肝及胆道感染、布鲁菌病、疟疾、结缔组织病、白血病、淋巴瘤、黑热病、急性血吸虫病等
出血	可见于重症感染及某些急性传染病，如流行性出血热、病毒性肝炎、斑疹伤寒、败血症等，也可见于某些血液病，如急性白血病、再生障碍性贫血、恶性组织细胞病等
关节肿痛	败血症、猩红热、布鲁菌病、风湿热、结缔组织病、痛风等
皮疹	麻疹、猩红热、风疹、水痘、斑疹伤寒、风湿热、结缔组织病、药物热等
昏迷	先发热后昏迷者见于流行性乙型脑炎、斑疹伤寒、流行性脑脊髓膜炎、中毒性菌痢、中暑等，先昏迷后发热者见于脑出血、巴比妥类药物中毒等

（二）皮肤黏膜出血

1. 病因　血管壁功能异常、血小板计数异常、凝血功能障碍。

2. 临床表现　皮肤黏膜出血表现为血液淤积于皮肤或黏膜下，形成红色或暗红色斑，压之不褪色，视出血面积大小可分为瘀点（亦称出血点，直径不超过2mm）、紫癜（直径3～5mm）和瘀斑（直径大于5mm）。

（1）血小板减少出血：其特点为同时有出血点、紫癜和瘀斑、鼻出血、牙龈出血、月经量过多、血尿及黑便等，严重时可导致脑出血。血小板病患者血小板计数正常，出血轻微，以皮下、鼻出血及月经量过多为主，但手术时可出现出血不止。

笔记

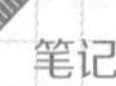

笔记

（2）血管壁功能异常引起的出血：其特点为皮肤黏膜的瘀点、瘀斑。例如，过敏性紫癜表现为四肢或臂部有对称性、高出皮肤（荨麻疹或丘疹样）紫癜，可伴有痒感、关节痛及腹痛，累及肾脏时可有血尿。老年性紫癜常为手、足的伸侧瘀斑；单纯性紫癜为慢性四肢偶发瘀斑，常见于女性患者月经期等。

（3）凝血功能障碍引起的出血：常表现为内脏、肌肉出血或软组织血肿，亦常有关节腔出血，且常有家族史或肝病史。

3. 皮肤黏膜出血的伴随症状及临床意义 见表1-5。

表1-5 皮肤黏膜出血的伴随症状及临床意义

伴随症状	临床意义
四肢对称性紫癜伴有关节痛及腹痛、血尿	过敏性紫癜
紫癜伴有广泛性出血（鼻出血、牙龈出血、血尿、黑便）	血小板减少性紫癜、弥散性血管内凝血等
紫癜伴有黄疸	肝脏疾病
皮肤黏膜出血伴贫血和/或发热	白血病、再生障碍性贫血等
自幼轻伤后出血不止，且有关节肿痛或畸形	血友病

（三）水肿

人体组织间隙有过多的液体积聚使组织肿胀称为水肿。当液体在体内组织间隙呈弥漫性分布时呈全身性水肿（常为凹陷性）；液体积聚在局部组织间隙时呈局部水肿；发生于体腔内称积液，如胸腔积液、腹水、心包积液。

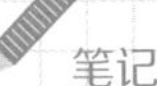

笔记

1. **病因及临床表现**

（1）全身性水肿及鉴别：见表1-6。

表1-6　常见全身性水肿的鉴别

鉴别点	心源性水肿	肾源性水肿	肝源性水肿	营养不良性水肿
基本病因	右心衰竭	各型肾病和肾炎	肝病	重度营养不良
开始部位	足部（最早为踝内侧）开始，向上延及全身	眼睑、颜面开始，延及全身	足部开始，腹水更突出	足部开始
水肿特点	可凹陷性水肿	可凹陷性水肿	可凹陷性水肿	可凹陷性水肿
发展快慢	较缓慢	常迅速	缓慢	缓慢
伴胸腔积液、腹水	常见	可见	常见	常见
伴随症状	伴心功能不全、心脏增大、心脏杂音、肝大、颈静脉怒张	伴肾脏病症、高血压、蛋白尿、管型尿、血尿	肝脾大、黄疸、肝掌、蜘蛛痣、腹壁静脉曲张	消瘦、体重下降、皮脂减少
辅助检查	超声心电图	肾功能、尿常规	肝功能、凝血功能	血清白蛋白

（2）局限性水肿：常见的局限性水肿如下。①炎症性水肿，见于蜂窝织炎、疖、痈、丹毒、高温及化学灼伤等。②淋巴回流障碍性水肿，见于非特异性淋巴管炎、淋巴结切除后、丝虫病等。③静脉回流障碍性水肿，见于静脉曲张、静脉血栓和血栓性静脉炎、上腔静脉阻塞综合征、下腔静脉阻塞综合征等。④血管神经性水肿。⑤神经源性水

笔记

肿。⑥局部黏液性水肿。

2. 水肿的伴随症状及临床意义 见表1-7。

表1-7 水肿的伴随症状及临床意义

伴随症状	临床意义
肝大	可为心源性、肝源性与营养不良性，同时有颈静脉怒张者则为心源性
高度蛋白尿	常为肾源性，轻度蛋白尿也可见于心源性
呼吸困难与发绀	心脏病、上腔静脉阻塞综合征等
心率减慢、血压偏低	甲状腺功能减退症等
消瘦、体重减轻	营养不良
与月经周期明显相关	经前期紧张综合征

（四）发绀

发绀是指血液中去氧血红蛋白增多或存在异常血红蛋白衍生物，使皮肤和黏膜呈青紫色改变的一种表现，又称紫绀。

1. 发生机制 当血液中的去氧血红蛋白浓度超过50g/L，高铁血红蛋白浓度超过30g/L，硫化血红蛋白浓度超过5g/L时，会使血液呈现去氧血红蛋白或异常血红蛋白衍生物的颜色，使皮肤和黏膜呈青紫色。

2. 病因

（1）血液中的去氧血红蛋白增多：又称为真性发绀，见表1-8。

笔记

表 1-8 真性发绀

病因	特点	分类	临床意义
中心性发绀	发绀为全身性，除颜面及四肢外，也累及躯干，但受累部位皮肤温暖	肺性发绀	喉、气管、支气管阻塞、肺炎、慢性阻塞性肺疾病、弥漫性肺间质纤维化、肺淤血、肺水肿、急性呼吸窘迫综合征、肺栓塞、原发性肺动脉高压等
		心性混合性发绀	发绀型先天性心脏病（法洛四联症、艾森门格综合征等）
周围性发绀	发绀常出现于肢体末端与下垂部位，受累部位皮肤是冷的，若加以按摩或加温，皮肤可转暖，发绀可消退	淤血性周围性发绀	右心衰竭、渗出性心包炎、心脏压塞、缩窄性心包炎、血栓性静脉炎、上腔静脉阻塞综合征、下腔静脉曲张等
		充血性周围性发绀	严重休克、暴露于寒冷中、血栓闭塞性血管炎、雷诺病、肢端发绀症、冷球蛋白血症等
混合性发绀	中心性发绀和周围性发绀同时存在		可见于心力衰竭

（2）血液中存在异常血红蛋白衍生物：①高铁血红蛋白血症，常见于苯胺、硝基苯、伯氨喹、亚硝酸盐、磺胺类中毒。②硫化血红蛋白血症，便秘＋肠内形成大量硫化氢。

3. 发绀的伴随症状及临床意义 见表 1-9。

表 1-9 发绀的伴随症状及临床意义

伴随症状	临床意义
呼吸困难	重症肺心病、急性呼吸道梗阻、大量气胸等
杵状指（趾）	发绀型先天性心脏病和某些慢性肺部疾病
意识障碍	肺性脑病、某些药物或化学物质中毒、休克、急性肺部感染、急性心力衰竭等

笔记

（五）黄疸

黄疸是由于血清中胆红素升高致皮肤、黏膜和巩膜发黄的症状和体征。正常人血清总胆红素浓度为1.7～17.1μmol/L，胆红素浓度为17.1～34.2μmol/L时临床不易发现，称为隐性黄疸，当胆红素浓度超过34.2μmol/L时可出现明显的皮肤黏膜黄染，称为显性黄疸。临床上隐性黄疸较显性黄疸更为常见。

1. 黄疸的病因学分类及临床意义 见表1-10。

表1-10 黄疸的病因学分类及临床意义

分　类		临床意义
溶血性黄疸	先天性溶血性贫血	常见病因为海洋性贫血、遗传性球形红细胞增多症等
	后天获得性溶血性贫血	常见病因为自身免疫性溶血性贫血、新生儿溶血、不同血型输血后溶血，中毒、阵发性睡眠性血红蛋白尿引起的溶血等
肝细胞性黄疸		常见病因为病毒性肝炎、肝硬化、中毒性肝炎、钩端螺旋体病、败血症等
胆汁淤积性黄疸	肝内性	常见病因为肝内阻塞性胆汁淤积（肝内泥沙样结石、癌栓、寄生虫病等）肝内胆汁淤积（病毒性肝炎、药物性胆汁淤积、原发性胆汁性肝硬化、妊娠期肝内胆汁淤积等）
	肝外性	常见病因为胆总管结石、狭窄、炎性水肿、肿瘤、蛔虫等阻塞
先天性非溶血性黄疸		常见类型有吉尔伯特（Gilbert）综合征、迪宾-约翰逊（Dubin-Johnson）综合征、克纳（Crigler-Najjar）综合征、罗托（Rotor）综合征

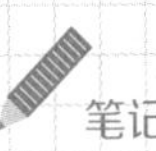

2. 常见黄疸的鉴别 见表1-1。

3. 黄疸的伴随症状及临床意义 见表1-11。

表1-11 黄疸的伴随症状及临床意义

伴随症状	疾病列举
发热	急性胆管炎、肝脓肿、钩端螺旋体病、败血症、大叶性肺炎、病毒性肝炎，急性溶血可先有发热而后出现黄疸
上腹部剧烈疼痛	胆道结石、肝脓肿、胆道蛔虫病；右上腹剧痛、寒战高热和黄疸为查科（Charcot）三联征，提示急性化脓性胆管炎；持续性右上腹钝痛或胀痛见于病毒性肝炎、肝脓肿或原发性肝癌
肝大	若轻度至中度肝大，质地软或中等硬度且表面光滑，见于病毒性肝炎、急性胆道感染或胆道阻塞；明显肝大，质地坚硬，表面凹凸不平有结节者见于原发或继发性肝癌；肝大不明显，质地较硬边缘不整齐，表面有小结节者见于肝硬化
胆囊肿大	提示胆道梗阻，见于胰头癌、壶腹癌、胆总管癌、胆总管结石等
脾大	病毒性肝炎、钩端螺旋体病、败血症、疟疾、肝硬化、溶血性贫血、淋巴瘤等
腹水	重症肝炎、失代偿性肝硬化、肝癌等

拓展练习及参考答案

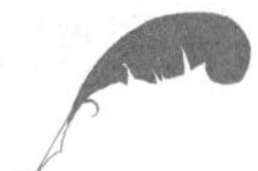

拓展练习

【填空题】

1. 以口腔温度为标准，可将发热分为低热（　）℃、中度热（　）℃、高热（　）℃和超高热（　）℃以上。

笔记

2. 皮肤黏膜出血的基本病因有3个，分别是（　）、（　）和（　）。
3. 当血液中的去氧血红蛋白超过（　）、高铁血红蛋白超过（　）和/或硫化血红蛋白超过（　）时即可出现发绀。
4. 正常的血清胆红素浓度为（　），当血清胆红素为（　）时临床上不易察觉，称为隐性黄疸；当血清胆红素超过（　）时可出现临床可见黄疸，称为显性黄疸。

【判断题】

1. 体温常在39℃以上，波动幅度大，24小时内波动范围超过2℃，但都在正常水平以上，称为稽留热。
2. 紫癜是血液淤积于皮肤或黏膜下形成的直径大于5mm的红色或暗红色斑。
3. 心源性水肿首先出现于身体低垂部位，自轻度的踝部水肿至严重的全身性水肿。
4. 一氧化碳中毒导致的缺氧表现为皮肤黏膜及口唇发绀。
5. 临床上隐性黄疸较显性黄疸更为常见。

【名词解释】

1. 稽留热
2. 水肿

【选择题】

A型题

1. 瘀点的皮下出血面积的直径为

A. ＜2mm　B. 2～3mm　C. 3～5mm　D. 5～6mm　E. ＞6mm

2. 水肿首先出现于颜面部，多见于

A. 心源性水肿　B. 肾源性水肿　C. 肝源性水肿　D. 黏液性水肿　E. 药物源性水肿

笔记

3．发绀的原因主要由于血液中

A．去氧血红蛋白＞50g/ml
B．去氧血红蛋白＞50g/L
C．去氧血红蛋白＞30g/ml
D．去氧血红蛋白＞30g/L
E．高铁血红蛋白＞50g/L

4．下列可引起胆汁淤积性黄疸的疾病是

A．病毒性肝炎
B．药物性肝炎
C．毛细胆管型病毒性肝炎
D．流行性出血热
E．钩端螺旋体病

5．下列有关黄疸的说法错误的是

A．胆红素在17.1～34.2μmol/L为隐性黄疸
B．皮肤黏膜发黄不一定为黄疸
C．正常胆红素最高为34.2μmol/L
D．黄疸是症状也是体征
E．由血中胆红素升高所致

B型题

（6～10题共用选项）

A．发热伴寒战
B．发热伴淋巴结肿大
C．发热伴结膜充血
D．发热伴昏迷
E．发热伴关节肿痛

6．大叶性肺炎

7．痛风

8．麻疹

9．中暑

10．淋巴瘤

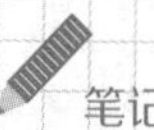

笔记

（11 ～ 13题共用选项）

A. 血小板计数减少　B. 血管脆性增加　C. 红细胞破坏增多

D. 血小板功能障碍　E. 凝血因子缺乏

11. 血友病

12. 过敏性紫癜

13. 再生障碍性贫血

X型题

14. 下列可以导致皮肤黏膜出血的疾病有

A. 流行性脑脊髓膜炎　B. 麻疹　C. 百日咳

D. 狂犬病　E. 肾综合征出血热

【问答题】

1. 简述发热常见热型的特点及临床意义。

2. 简述不同病因导致出血的临床特点。

参考答案

【填空题】

1. 37.3 ～ 38.0；38.1 ～ 39.0；39.1 ～ 41.0；41.0

2. 血管壁功能异常；血小板异常；凝血功能异常

3. 50g/L；30g/L；5g/L

4. 1.7 ～ 17.1μmol/L；17.1 ～ 34.2μmol/L；34.2μmol/L

【判断题】

1. ×　应为弛张热。

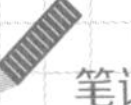
笔记

2. × 紫癜直径为3～5mm。

3. √

4. × 一氧化碳中毒时，吸入的一氧化碳与血红蛋白结合形成碳氧血红蛋白，碳氧血红蛋白呈樱桃红色，故一氧化碳中毒时皮肤黏膜不会发绀而呈鲜艳的樱桃红色。

5. √

【名词解释】

1. 稽留热 体温恒定地维持在39℃以上的高水平，达数天或数周，24小时内体温波动范围不超过1℃。

2. 水肿 人体组织间隙有过多的液体积聚使组织肿胀称为水肿。

【选择题】

A型题 1. A 2. B 3. B 4. C 5. C

B型题 6. A 7. E 8. C 9. D 10. B 11. E 12. B 13. A

X型题 14. ABE

【问答题】

1. 答案见表1-3。

2. 答案见知识点总结（二）2。

笔记

第2周 咳嗽、咳痰、咯血、呼吸困难、胸痛、心悸

一、考研真题解析

（1、2题共用题干）（2012年A型题）

女性，55岁。2个月来反复发作夜间入睡时胸骨下段疼痛，性质呈刺痛、烧灼样。疼痛向后背、胸部、颈部放射，持续30分钟以上，坐起后症状可减轻，偶在饱餐后1小时左右发生，舌下含服硝酸甘油无效。既往有高血压、胃病史，否认糖尿病病史。父有冠状动脉粥样硬化性心脏病史。

1. 该患者发作性胸痛最可能的病因是

A. 心绞痛　B. 胆囊炎　C. 主动脉夹层　D. 胃食管反流病

2. 该患者胸痛的类型属于

A. 胸膜性胸痛　B. 纵隔性胸痛　C. 胸壁性胸痛　D. 心源性胸痛

【答案与解析】 1. D。根据病史和临床表现，本例最可能的诊断为胃食管反流病。胃食管反流病的症状为胸骨后疼痛，舌下含服硝酸甘油无效，疼痛可放射到后背、胸部、肩部，症状常于餐后1小时发生，坐起可减轻，平卧可加重，故第1题选D。心绞痛可表现为胸骨下段刺痛，但一般持续5～10分钟，多不超过30分钟，稳定型心绞痛舌下含服硝酸甘油可缓解。胆囊炎一般于脂肪餐后发病，常为右上腹持续性疼痛，30分

钟内不会自行缓解；该患者疼痛部位在胸骨下段，其疼痛性质及放射部位不符合常见胆囊炎的表现。主动脉夹层常急性起病，撕裂样胸痛一开始即达高峰，不会自行缓解，两上肢之间的血压和脉搏可有明显差别。2．B。食管为纵隔内脏器官，其疼痛由内脏神经支配，疼痛常位于胸骨后、心前区，可放射至颈部、背部，故本例属于纵隔性胸痛，选B。

（3、4题共用选项）（2012年B型题）

A．少量铁锈色痰　B．砖红色胶冻样痰　C．脓痰带血丝或脓血状　D．黄绿色脓痰

3．肺炎克雷伯菌肺炎典型痰液表现是

4．金黄色葡萄球菌肺炎典型痰液表现是

【答案与解析】3、4．B、C。砖红色胶冻样痰为肺炎克雷伯菌肺炎的痰液特点。金黄色葡萄球菌肺炎的痰液特点为脓痰，量多，带血丝或呈脓血状。铁锈色痰为肺炎链球菌肺炎的痰液特征。

5．（2013年A型题）男性，68岁。3年前诊断为慢性阻塞性肺疾病（COPD），未规律治疗。2小时前无明显诱因突感左胸剧痛，继之呼吸困难、发绀、大汗、烦躁。查体：血压（BP）90/60mmHg，气管右移，左肺呼吸音减弱，未闻及干湿啰音。最可能的诊断是

A．肺炎并发胸膜炎　B．肺栓塞　C．自发性气胸　D．急性心肌梗死

【答案与解析】5．C。①COPD是自发性气胸常见病因。自发性气胸主要表现为突然加重的呼吸困难、明显发绀，患侧肺部叩诊鼓音，听诊呼吸音减弱或消失，气管向健侧移位。结合病史及临床表现，可诊断为本病，故选C。②肺炎并发胸膜炎常表现为肺部湿啰音，无气管移位。③肺栓塞常表现为呼吸困难、胸痛及咯血三联征。④急性心肌

笔记

梗死常表现为持续性胸痛，一般无呼吸困难。

6.（2014年A型题）男性，72岁。1周前感冒后咳嗽、咳痰，量多，初为黄色脓性、黏稠带血，后变为砖红色胶冻样。查体：呼吸（R）24次/分，口唇发绀，右肺叩浊，呼吸音低，散在湿啰音，心率120次/分，心律齐。血常规：WBC 10.5×10^9/L。最可能的诊断是

A. 金黄色葡萄球菌肺炎　　B. 干酪性肺炎
C. 肺炎链球菌肺炎　　D. 肺炎克雷伯菌肺炎

【答案与解析】6. D。该患者为老年男性，有感冒后咳嗽、咳砖红色胶冻样痰的临床症状，可诊断为肺炎克雷伯菌肺炎。其他临床症状也符合肺炎克雷伯菌肺炎的表现，故选D。

7.（2014年A型题）男性，45岁。醉酒后出现发热咳嗽，1周后咳黏液脓性痰伴胸痛，胸部CT提示下叶背段大片模糊阴影，密度不均匀，最可能的诊断是

A. 肺炎　　B. 肺结核　　C. 支气管扩张症　　D. 肺脓肿

【答案与解析】7. D。吸入性肺脓肿患者多有手术、醉酒、劳累、受凉和脑血管病等病史。起病可急可慢，畏寒、高热，体温达39～40℃，伴有咳嗽、咳黏液痰或黏液脓性痰，可于发病后10～14天，突然咳出大量脓臭痰及坏死组织，好发部位为上叶后段和下叶背段，故选D。

8.（2015年X型题）对急性胸痛患者，鉴别急性心肌梗死与主动脉夹层有意义的临床表现有

A. 疼痛持续时间　B. 合并消化道症状　C. 心肌损伤标志物　D. 主动脉瓣区杂音

【答案与解析】 8. CD。主动脉夹层胸痛一开始即达高峰，两上肢之间的血压和脉搏可有明显差别，可有主动脉瓣关闭不全的表现（包括主动脉瓣区杂音），但无血清心肌损伤标志物升高；心肌损伤标志物增高是急性心肌梗死的特异性检查，但急性心梗无主动脉瓣区杂音，故C、D正确。急性心肌梗死与主动脉夹层疼痛持续时间都较长，都可伴有胃肠道症状，故A、B错误。

9.（2016年A型题）男性，75岁。反复咳嗽、咳痰、喘息30年，活动后气短2年，加重1周。既往有高血压病史25年，吸烟史30年，平均1包/日，已戒烟2年。查体：R 22次/分，双肺呼吸音低，偶闻及干鸣音，双下肺可闻及少许湿啰音。该患者最可能的诊断是

A. 慢性阻塞性肺疾病　B. 慢性心力衰竭

C. 支气管扩张症　D. 支气管哮喘

【答案与解析】 9. A。患者为老年男性，有吸烟史，30年来咳嗽、咳痰、喘息，近两年来出现活动后气促，听诊双下肺有湿啰音，判断为COPD，故选A。支气管哮喘好发于青少年，多有过敏史。支气管扩张症的主要临床表现为数年来慢性咳嗽，大量脓痰，反复咯血。慢性心衰往往有高血压、糖尿病史，可出现端坐呼吸、夜间阵发性呼吸困难和咳粉红色泡沫痰。

（10、11题共用题干）（2017年A型题）

男性，66岁。2个月来稍活动后即感心悸、气短、呼吸困难，1周来反复发生夜间憋醒，需坐起方可缓解。既往有2次急性心肌梗死病史，慢性支气管炎病史30年，吸烟

笔记

40年。查体：R 18次/分，BP 140/80mmHg，高枕位，无发绀，轻度桶状胸，双肺底可闻及湿啰音，心律齐，心率108次/分，第一心音低钝，主动脉瓣听诊区第二心音强度等于肺动脉瓣听诊区第二心音强度（$A_2=P_2$），下肢不肿。

10．该患者呼吸困难的主要类型是

A．肺源性　B．心源性　C．神经精神性　D．血源性

11．该患者产生呼吸困难的最主要病理生理机制是

A．血氧分压降低　B．肺泡张力增高　C．小支气管痉挛　D．肺淤血

【答案与解析】10．B。患者为老年男性，2个月来出现劳力性呼吸困难，1周来出现夜间阵发性呼吸困难，有心肌梗死病史，心律整齐，心率108次/分，第一心音低钝，$A_2=P_2$，血压140/80mmHg，考虑为心源性呼吸困难。该患者虽有慢性支气管炎病史30年，吸烟40年，查体呼吸18次/分，轻度桶状胸，考虑合并慢性阻塞性肺疾病（COPD），但COPD不会引起夜间阵发性呼吸困难，故第10题选B。11．D。心源性呼吸困难是肺静脉淤血导致肺循环毛细血管压升高，组织液聚集在肺泡和肺组织间隙中形成肺淤血和肺水肿，继而发生肺泡壁毛细血管的气体交换障碍，阻碍肺的扩张和收缩，最终引起肺换气和肺通气功能障碍，故第11题选D。

12．（2018年A型题）男性，36岁。间断咳嗽、咳黄脓痰20余年，3天前出现发热，痰中少量带血。幼年时曾患百日咳。患者最可能的诊断是

A．慢性阻塞性肺疾病　B．支气管扩张症

C．肺结核　D．肺脓肿

笔记

【答案与解析】12．B。患者为青年男性，数年来反复咳嗽、咳黄色脓痰，痰中带血，有百日咳史，诊断为支气管扩张症，故选B。慢性阻塞性肺疾病好发于中老年人，以慢性支气管炎和肺气肿的症状为主。肺结核多表现为低热、盗汗、咳嗽、咳痰、午后潮热等。肺脓肿以突然高热、寒战、咳脓臭痰为主要表现。

13．（2020年A型题）女性，42岁。低热、咳嗽、少量痰中带血3周。胸部X线片显示右上肺斑点状阴影。该患者最可能的诊断是

A．肺炎　　B．肺结核　　C．肺脓肿　　D．肺癌

【答案与解析】13．B。该患者为中年女性，根据患者症状和胸部X线片特点考虑为肺结核。肺结核的主要症状为咳嗽、咳痰持续2周以上和咯血，可出现午后低热、乏力、盗汗、月经不调或闭经，有肺结核接触史或肺外结核病史，故选B。

14．（2022年A型题）男性，20岁，渐进性心悸、乏力、消瘦6个月，腹胀、下肢水肿2个月，查体：体温（T）37.2℃，脉搏（P）106次/分，BP 90/75mmHg，半卧位，颈静脉怒张，双肺（－），心界向两侧扩大，心律齐，心音遥远，心尖部可闻及2/6级收缩期吹风样杂音，脉搏减弱，肝颈静脉回流征阳性，双下肢凹陷性水肿（＋）。该患者最可能的诊断是

A．心包积液　　B．风湿性心脏病　　C．扩张型心肌病　　D．病毒性心肌炎

【答案与解析】14．A。患者为青年男性，心悸进行性加重，心音遥远，脉搏减弱，并有双下肢水肿及颈静脉怒张，考虑诊断为心包积液。心包积液时，心脏泵血能力受到抑制，心输出量减小导致体循环静脉淤血。心尖部可闻及2/6级收缩期吹风样杂音系心包积液所致的二尖瓣相对关闭不全。心包积液时，心浊音界向两侧增大，相对浊音界几

笔记

乎相同，并随体位改变，坐位时心界呈三角烧瓶样，卧位时心底部浊音界增宽（结合第6周知识点总结理解），故选A。

二、知识点总结

本周知识点考点频率统计见表2-1。

表2-1 咳嗽、咳痰、咯血、呼吸困难、胸痛、心悸考点频率统计表（2012—2022年）

年 份	咳嗽、咳痰	咯 血	呼吸困难	胸 痛	心 悸
2022					√
2021					
2020	√	√			
2019					
2018	√	√			
2017			√		√
2016	√		√		
2015				√	
2014	√	√		√	
2013			√	√	
2012	√			√	

笔记

(一)咳嗽、咳痰

1. 临床表现

(1)咳嗽的性质:①干性咳嗽(咳嗽无痰或痰量极少),常见于急慢性咽喉炎、喉癌、急性支气管炎初期、气管受压、支气管异物、支气管肿瘤、胸膜疾病、原发性肺动脉高压、二尖瓣狭窄等。②湿性(咳嗽有痰)咳嗽,常见于慢性支气管炎、支气管扩张、肺炎、肺脓肿、空洞性肺结核等。

(2)咳嗽的时间和规律:①突发性咳嗽,常由于吸入刺激性气体或异物,淋巴结、肿瘤压迫气管或气管分叉处引起。②发作性咳嗽,见于百日咳、咳嗽变异性哮喘等。③长期慢性咳嗽,多见于慢性支气管炎、支气管扩张、肺脓肿及肺结核等。④夜间咳嗽,常见于左心衰竭、咳嗽变异性哮喘。

(3)咳嗽的音色:①咳嗽声音嘶哑多为声带炎症或肿瘤压迫喉返神经所致。②鸡鸣样咳嗽(连续阵发性剧咳伴高调吸气回声),多见于百日咳、会厌、喉部疾病或气管受压。③金属音咳嗽,常为纵隔肿瘤、主动脉瘤或支气管癌直接压迫气管所致。④咳嗽声低微或无力,见于严重肺气肿、声带麻痹及极度衰弱者。

(4)痰的性质、颜色和痰量:①痰的性状特点及临床意义见表2-2。②痰的颜色改变常见原因及临床意义见表2-3。③痰的气味变化及临床意义如下。血腥气味见于呼吸道出血(如肺癌、肺结核等),粪臭味见于膈下脓肿与肺相通、肠梗阻、腹膜炎等,特殊臭味见于肺脓肿、肺癌晚期、化脓性支气管炎或支气管扩张等,大蒜味见于砷中毒、有机磷农药中毒等。④痰量及临床意义如下。痰量较少见于急性呼吸道炎症,痰量增多见于支气管扩张、肺脓肿、支气管胸膜瘘,日咳数百至数千毫升浆液泡沫痰应考虑为肺泡细胞癌。

笔记

表2-2　痰的性状特点及临床意义

性　状	特　点	临床意义
黏液性	黏稠、无色透明或灰色、白色、牵拉成丝	急性支气管炎、支气管哮喘、早期大叶性肺炎；白念珠菌感染
浆液性	稀薄、泡沫	肺水肿、肺淤血、棘球蚴病
脓性	脓性、混浊、黄绿色或绿色、有臭味	支气管扩张、肺脓肿、脓胸向肺内破溃、活动性肺结核等
黏液脓性	黏液、脓细胞、淡黄白色	慢性气管炎发作期、支气管扩张、肺结核等
浆液脓性	痰液静置后分4层，上层为泡沫和黏液，中层为浆液，下层为脓细胞，底层为坏死组织	肺脓肿、肺组织坏死、支气管扩张
血性	痰液中带鲜红血丝、血性泡沫样痰、黑色血痰	肺结核、支气管扩张、肺水肿、肺癌、肺梗死、出血性疾病等

表2-3　痰的颜色改变常见原因及临床意义

颜　色	常见原因	临床意义
黄色、黄绿色	脓细胞增多	肺炎、慢性支气管炎、支气管扩张、肺脓肿、肺结核
红色、棕红色	出血	肺癌、肺结核、支气管扩张
铁锈色	血红蛋白变性	急性肺水肿、大叶性肺炎、肺梗死
粉红色泡沫样	肺淤血、肺水肿	左心衰竭
烂桃样灰黄色	肺组织坏死	肺吸虫病

笔记

续 表

颜　色	常见原因	临床意义
棕褐色	红细胞破坏	阿米巴肺脓肿、肺吸虫病
灰色、灰黑色	吸入粉尘、烟雾	矿工、锅炉工、长期吸烟者
无色（大量）	支气管黏液溢出	肺泡细胞癌

2. 咳嗽咳痰的伴随症状及临床意义　见表2-4。

表2-4　咳嗽咳痰的伴随症状及临床意义

伴随症状	临床意义
发热	急性上、下呼吸道感染，肺结核，胸膜炎等
胸痛	肺炎、胸膜炎、支气管肺癌、肺栓塞、自发性气胸等
呼吸困难	喉水肿、喉肿瘤、支气管哮喘、慢性阻塞性肺疾病、重症肺炎、肺结核、大量胸腔积液、气胸、肺淤血、肺水肿、气管或支气管异物等
咯血	支气管扩张、肺结核、肺脓肿、支气管肺癌、二尖瓣狭窄、支气管结石、肺含铁血黄素沉着症、肺出血、肾炎综合征等
脓痰	支气管扩张、肺脓肿、肺囊肿合并感染、支气管胸膜瘘等
哮鸣音	支气管哮喘、心源性哮喘、慢性阻塞性肺疾病、弥漫性泛细支气管炎、气管与支气管异物等；局限性哮鸣音可见于支气管肺癌
杵状指（趾）	支气管扩张、慢性肺脓肿、支气管肺癌、脓胸等

笔记

（二）咯血

1. 临床表现

（1）年龄：①青壮年咯血常见于肺结核、支气管扩张、二尖瓣狭窄等。②40岁以上有长期吸烟史（香烟20支/日×20年）应高度警惕支气管肺癌。③儿童慢性咳嗽伴少量咯血与小细胞低血色素贫血可能为特发性含铁血黄素沉着症。

（2）咯血量：分类如下。小量：＜100毫升/日；中量：100～500毫升/日；大量：＞500毫升/日或100～500毫升/次。大咯血常见于空洞性肺结核、支气管扩张和慢性肺脓肿。支气管肺癌少有大咯血，主要表现为痰中带血。慢性支气管炎和支原体肺炎也可出现痰中带血或血性痰，但常伴有剧烈咳嗽。

（3）颜色和性状：肺结核、支气管扩张、肺脓肿和出血性疾病所致的咯血为鲜红色；铁锈色痰见于肺炎链球菌性肺炎，也可见于肺吸虫病和肺泡出血；砖红色胶冻样痰见于肺炎克雷伯菌肺炎；二尖瓣狭窄所致咯血多为暗红色；左心衰竭所致咯血为浆液性红色泡沫痰；肺栓塞所致的咯血为黏稠暗红色血痰。

2. 咯血与呕血的鉴别 见表2-5。

表2-5 咯血与呕血的鉴别

鉴别点	咯 血	呕 血
病因	肺结核、支气管扩张、支气管肺癌、肺炎、肺脓肿、心脏病等	消化性溃疡、肝硬化、急性胃黏膜病变、胆道出血、胃癌等
出血前症状	喉部痒感、胸闷、咳嗽等	上腹部不适、恶心、呕吐等

笔记

续 表

鉴别点	咯 血	呕 血
出血方式	咯出	呕出，可为喷射状
出血的颜色	鲜红色	暗红色、棕色，有时为鲜红色
血中混有物	痰、泡沫	食物残渣、胃液
酸碱反应	碱性	酸性
黑便	无，若咽下血液量较多时可有	有可为柏油样便，在呕血停止后仍可持续数日
出血后痰的性状	常有血痰数日	无痰

3. 咯血的伴随症状及临床意义 见表2-6。

表2-6 咯血的伴随症状及临床意义

伴随症状	临床意义
发热	肺结核肺炎、肺脓肿、流行性出血热、肺出血型钩端螺旋体病、支气管癌等
胸痛	肺炎链球菌肺炎、肺结核肺栓塞（梗死）、支气管肺癌等
呛咳	支气管肺癌、支原体肺炎等
脓痰	支气管扩张、肺脓肿、空洞性肺结核继发细菌感染等
皮肤黏膜出血	血液病、风湿病、肺出血型钩端螺旋体病、流行性出血热等
杵状指（趾）	支气管扩张、肺脓肿、支气管肺癌等
黄疸	钩端螺旋体病、肺炎链球菌肺炎、肺栓塞等

笔记

（三）呼吸困难

呼吸困难是指患者主观感到空气不足、呼吸费力，客观上表现为呼吸运动用力，严重时可出现张口呼吸、鼻翼扇动、端坐呼吸，甚至发绀、呼吸辅助肌参与呼吸运动，并且可有呼吸频率、深度、节律的改变。

1．不同类型呼吸困难的发生机制、特点和临床表现 见表2-7。

表2-7 不同类型呼吸困难的发生机制、特点和临床表现

分类		发生机制	特点	临床意义
肺源性	吸气性	大气道阻塞	三凹征、干咳、高调吸气性喉鸣	喉部、气管、大支气管的狭窄与阻塞
	呼气性	肺泡弹性减弱和/或小支气管的痉挛或炎症	呼气费力、呼气缓慢、呼吸时间明显延长，常伴有呼气期哮鸣音	慢性支气管炎（喘息型）、慢性阻塞性肺疾病、支气管哮喘、弥漫性泛细支气管炎等
	混合性	肺或胸膜腔病变使呼吸面积减少导致换气功能障碍	吸气期及呼气期均感呼吸费力、呼吸频率增快、深度变浅，可伴有呼吸音异常或病理性呼吸音	重症肺炎、重症肺结核、大面积肺栓塞（梗死）、弥漫性肺间质疾病、大量胸腔积液、气胸、广泛性胸膜增厚等

笔记

续　表

分类		发生机制	特点	临床意义
心源性	左心衰竭	肺循环淤血、肺泡张力增高、肺泡弹性减退、肺循环压力升高对呼吸中枢的反射性刺激	有引起左心衰竭的基础病因；呈混合性呼吸困难且随体位改变；两肺底部或全肺现湿啰音；用强心药利尿药和血管扩张药改善心功能后呼吸困难症状随之好转	临床表现为劳力性呼吸困难、夜间阵发性呼吸困难、端坐呼吸、咳粉红色泡沫痰等
	右心衰竭	主要原因为体循环淤血。右心房和上腔静脉压升高，反射性兴奋呼吸中枢；血氧浓度减少，代谢产物增加，刺激呼吸中枢；淤血性肝大、腹水和胸腔积液，使呼吸运动受限，肺气体交换面积减少	血氧含量降低，同时具有体循环淤血的特征，如全身上行性凹陷性水肿、胸腔积液、腹水、肝脾大、颈静脉怒张等	慢性肺源性心脏病、急性或慢性心包积液、某些先天性心脏病或由左心衰竭发展形成右心衰竭
中毒性	代谢性酸中毒	血中酸性代谢产物增多，刺激颈动脉窦、主动脉体化学感受器或直接刺激呼吸中枢引起呼吸困难	有引起代谢性酸中毒的基础病因；出现深长而规则的库斯莫尔（Kussmaul）呼吸	尿毒症、糖尿病酮症等
	药物中毒	抑制呼吸中枢	有药物中毒史；呼吸节律改变（如出现陈-施呼吸、比奥呼吸等）	服用吗啡类、巴比妥类等中枢抑制药物和有机磷杀虫药中毒
	化学毒物中毒	使血红蛋白失去携氧的能力或抑制细胞呼吸	有化学毒物接触史	一氧化碳中毒、亚硝酸盐和苯胺类中毒、氰化物中毒

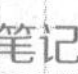
笔记

续 表

分类		发生机制	特点	临床意义
神经精神性	神经性	呼吸中枢供血减少和颅内压增高	呼吸变为慢而深，并常伴有呼吸节律的改变，如双吸气（抽泣样呼吸）、呼吸遏制（吸气突然停止）	重症颅脑疾病，如脑出血、脑炎、脑膜炎、脑脓肿、脑外伤及脑肿瘤等
	精神性	过度通气所致的呼吸性碱中毒，严重时可有意识障碍	呼吸快而浅，伴有叹息样呼吸或出现手足搐搦	焦虑症、癔症患者
血源性		红细胞携氧量减少，血氧含量降低	呼吸浅、心率快	重度贫血、高铁血红蛋白血症、硫化血红蛋白血症、大出血、休克等

2. 呼吸困难的伴随症状及临床意义 见表2-8。

表2-8 呼吸困难的伴随症状及临床意义

伴随症状	临床意义
发作性呼吸困难伴哮鸣音	多见于支气管哮喘、心源性哮喘突发性重度呼吸困难见于急性喉水肿、气管异物、大面积肺栓塞、自发性气胸等
发热	肺炎、肺脓肿、肺结核、胸膜炎、急性心包炎等
一侧胸痛	大叶性肺炎、急性渗出性胸膜炎、肺栓塞、自发性气胸、急性心肌梗死、支气管肺癌等
咳嗽、咳痰	慢性阻塞性肺疾病、肺炎、支气管扩张、肺脓肿等；伴大量泡沫痰可见于有机磷中毒，伴粉红色泡沫痰见于急性左心衰竭
意识障碍	脑出血、脑膜炎、糖尿病酮症酸中毒、尿毒症、肺性脑病、急性中毒、休克型肺炎等

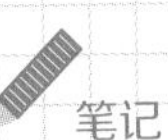

笔记

（四）胸痛

1. **不同疾病的胸痛特征** 见表2-9。

表2-9 不同疾病的胸痛特征

疾　病	年　龄	疼痛部位	疼痛性质	影响疼痛的因素
自发性气胸	青壮年	患侧胸部	呈撕裂样疼痛	因咳嗽或呼吸而加剧
结核性胸膜炎、心包炎	青壮年	患侧胸部、腋下	呈隐痛、钝痛、刺痛	因咳嗽或呼吸而加剧
心绞痛	40岁以上	胸骨后或心前区	呈绞榨样痛、濒死感	时间短暂，休息或含服硝酸酯类药后缓解
心肌梗死	40岁以上	胸骨后或心前区	呈绞榨样痛、濒死感	持续时间长，休息或含服硝酸酯类药后不易缓解
支气管肺癌	40岁以上	受累胸膜或胸壁	持续、固定、剧烈	因咳嗽或呼吸而加剧
肋间神经痛	不定	沿肋间神经	呈刀割样、触电样灼痛	服用止痛药可短暂缓解
食管疾病	不定	食管或胸骨后	呈隐痛	进食时发作或加剧，服用抗酸药和促动力药物可减轻或消失

2. **胸痛的伴随症状及临床意义** 见表2-10。

笔记

表2-10　胸痛的伴随症状及临床意义

伴随症状	临床意义
有咳嗽、咳痰和/或发热	气管、支气管和肺部疾病
呼吸困难	常提示病变累及范围较大，如大叶性肺炎、自发性气胸、渗出性胸膜炎和肺栓塞等
咯血	肺栓塞、支气管肺癌
苍白、大汗、血压下降或休克	多见于心肌梗死、夹层动脉瘤、主动脉窦瘤破裂和大块肺栓塞
吞咽困难	食管疾病，如反流性食管炎等

（五）心悸

心悸是一种自觉心脏搏动的不适感或心慌感。心悸时，心率可快、可慢，也可有心律失常，心率和心律正常者亦可有心悸。总之，心悸为非特异性症状，病因多样。心悸的常见伴随症状及临床意义见表2-11。

表2-11　心悸的伴随症状及临床意义

伴随症状	临床意义
心前区疼痛	冠状动脉粥样硬化性心脏病（如心绞痛、心肌梗死）、心肌炎、心包炎，亦可见于心脏神经官能症等
发热	急性传染病、风湿热、心肌炎、心包炎、感染性心内膜炎等

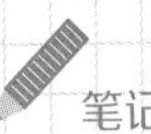

笔记

续　表

伴随症状	临床意义
晕厥或抽搐	窦性停搏、高度房室传导阻滞、室性心动过速、病态窦房结综合征等
贫血	各种原因引起的急性失血，此时常有虚汗、脉搏微弱、血压下降或休克；慢性贫血者心悸多在劳累后较明显
呼吸困难	急性心肌梗死、心肌炎、心包炎、心力衰竭、重症贫血等
消瘦及出汗	甲状腺功能亢进症
发绀	先天性心脏病、右心功能不全和休克
水肿	心包积液、右心功能不全等

拓展练习及参考答案

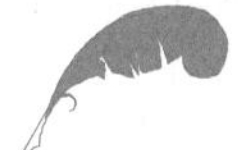

拓展练习

【填空题】

1. 铁锈色痰常见于（　），粉红色泡沫痰是（　）的特征，金黄色葡萄球菌感染痰常呈（　）色，砖红色胶冻样痰是（　）感染的特征。
2. 每日咯血量（　）为小量咯血，（　）为中等量咯血，（　）或一次咯血（　）为大量咯血。
3. 肺源性呼吸困难在临床上分为（　）、（　）、（　）3种类型。
4. 临床上常见的致命性胸痛有（　）、（　）、（　）、（　）。
5. 心悸伴发绀见于（　）、（　）、（　）等。

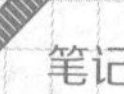

笔记

【判断题】

1. 小儿鸡鸣样咳嗽多见于百日咳鲍特菌感染。
2. 咯血是指喉及喉以下任何部位的出血，经口腔咯出。
3. 代谢性酸中毒引发的呼吸困难可表现为患者出现深长而规则的Kussmaul呼吸。
4. 自发性气胸所引发的胸痛多见于中老年人，疼痛位于患侧胸部，呈撕裂样疼痛，会因咳嗽或呼吸而加重。
5. 心动过速和心动过缓都能引发心悸。

【名词解释】

1. 三凹征
2. 呼吸困难

【选择题】

A型题

1. 夜间咳嗽最常见于

A. 百日咳　B. 支气管扩张　C. 左心衰竭
D. 支气管肺癌　E. 支气管结核

2. 女性，58岁。反复咳嗽、咳大量脓性痰、伴杵状指。最可能的疾病是

A. 二尖瓣狭窄　B. 支气管肺癌　C. 慢性支气管炎
D. 支气管扩张　E. 铜绿假单胞菌肺炎

3. 下列选项不是咯血特点的是

A. 多呈碱性　B. 多呈酸性　C. 出血前多有喉痒、胸闷、咳嗽
D. 血中含有泡沫、痰液　E. 多由于支气管或肺疾病引起

4. 男性，73岁。咳嗽、咳痰、痰中带血半年，近2周出现声音嘶哑。最可能的疾病是

笔记

A．支气管扩张　B．支气管肺癌　C．肺结核
D．慢性支气管炎　E．肺间质纤维化

5．发作性呼气性呼吸困难常见于
A．支气管哮喘　B．慢性支气管炎　C．慢性左心衰竭
D．大量胸腔积液　E．大叶性肺炎

6．女性，21岁。情绪激动后突发晕厥伴面色苍白、发绀、呼吸困难、手足搐搦。下列疾病首先考虑的是
A．高血压　B．急性左心衰竭　C．重症贫血
D．通气过度综合征　E．脑出血

7．突发性胸部剧烈刺痛、绞痛伴呼吸困难及发绀见于
A．肺梗死　B．肺癌　C．心绞痛
D．食管炎　E．干性胸膜炎

8．男性，70岁。因间断性胸骨后疼痛入院，疼痛常放射至左肩、左臂内侧，达环指与小指。患有以下疾病的可能性最大的是
A．食管炎　B．主动脉夹层　C．心绞痛
D．胸膜炎　E．肺栓塞

9．引起心悸最常见的病因是
A．高血压　B．冠心病　C．心肌病
D．神经官能症　E．心律失常

10．男性，55岁。心悸、胸闷2个月，突发胸痛2小时，呈持续性疼痛，伴呼吸困难，服用各种药物不能缓解。查体：心率85次/分，心音低，心律不齐，未闻及期前收缩音。最有可能的诊断是
A．心肌梗死　B．心房颤动　C．心包积液

笔记

D．心肌病　　E．气胸

B型题

（11～15题共用选项）

A．发作性咳嗽伴双肺哮鸣音　　B．咳嗽伴咳痰、咯血、杵状指　　C．咳嗽伴胸痛、发热

D．咳嗽伴胃灼热、反酸、嗳气　　E．慢性咳嗽伴呼吸困难

11．支气管扩张

12．慢性阻塞性肺疾病

13．胸膜炎

14．支气管哮喘

15．反流性食管炎

（16～18题共用选项）

A．心悸伴关节疼痛　　B．心悸伴消瘦　　C．心悸伴发绀

D．心悸伴心前区疼痛　　E．心悸伴晕厥

16．心肌炎

17．甲状腺功能亢进症

18．心室颤动

X型题

19．关于呼吸困难以下正确的是

A．吸气性呼吸困难是大气道狭窄或梗阻所致

B．呼气性呼吸困难是肺组织弹性减弱或小支气管痉挛狭窄所致

C．左心衰竭的呼吸困难是肺淤血所致

D．右心衰竭的呼吸困难是体循环淤血所致

笔记

E. 巴比妥中毒所致的呼吸困难的机制是呼吸中枢过度兴奋

【问答题】

1. 简述吸气性呼吸困难和呼气性呼吸困难的发生机制、特点及常见疾病。
2. 简述不同疾病的胸痛特征。

参考答案

【填空题】

1. 肺炎球菌肺炎；肺水肿；金黄；肺炎克雷伯菌
2. ＜100ml；100 ～ 500ml；＞500ml；100 ～ 500ml
3. 吸气性呼吸困难；呼气性呼吸困难；混合性呼吸困难
4. 急性冠脉综合征（ACS）；主动脉夹层；急性肺栓塞；张力性气胸
5. 先天性心脏病；右心功能不全；休克

【判断题】

1. √
2. × 指喉及喉部以下的呼吸道出血，经口腔咯出。
3. √
4. × 自发性气胸多见于青壮年。
5. √

【名词解释】

1. 三凹征 是指严重吸气性呼吸困难时出现的胸骨上窝、锁骨上窝和肋间隙的明显凹陷的体征。
2. 呼吸困难 是指患者主观感到空气不足、呼吸费力，客观上表现为呼吸运动用力，严重时可出现张口呼吸、鼻翼扇动、端坐呼吸，甚至发绀、呼吸辅助肌参与呼吸运动，并且可有呼吸频率、深

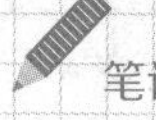

笔记

度、节律的改变。

【选择题】

A型题 1. C 2. D 3. B 4. B 5. A 6. D 7. A 8. C 9. E 10. A

B型题 11. B 12. E 13. C 14. A 15. D 16. D 17. B 18. E

X型题 19. ABCD

【问答题】

1. 答案见表2-7。

2. 答案见表2-9。

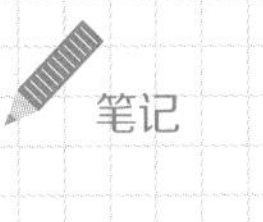

第3周　恶心呕吐、呕血、腹痛、腹泻、意识障碍

一、考研真题解析

1.（2012年A型题）男性，46岁。饮酒后出现中上腹部持续性疼痛24小时，呕吐2次，呕吐物为胃内容物，呕吐后腹痛不缓解，急诊入院。查体：体温（T）37.8℃，脉搏（P）106次/分，血压（BP）90/60mmHg，心肺检查未见异常，上腹中偏左有压痛、局部反跳痛和肌紧张，肝脾触诊不满意，移动性浊音阳性，肠鸣音1～2次/分，下肢无水肿。最可能的诊断是

A. 急性胆囊炎　　B. 轻症急性胰腺炎　　C. 重症急性胰腺炎　　D. 消化性溃疡穿孔

【答案与解析】1. C。该患者饮酒后出现中上腹部持续性疼痛伴呕吐，呕吐后腹痛不缓解，查体上腹中偏左有压痛，最可能的诊断是急性胰腺炎。因查体上腹有反跳痛和肌紧张，移动性浊音阳性，所以最可能的诊断是重症急性胰腺炎，故选C。轻症胰腺炎腹部体征较轻，无肌紧张和反跳痛。急性胆囊炎常为脂肪餐后右上腹疼痛、压痛、反跳痛，一般无腹水。消化性溃疡穿孔常为突发上腹痛，可扩散至全腹，腹肌紧张呈板状，肠鸣音消失。

2.（2013年A型题）男性，50岁。胃溃疡病史10年，近2个月患者腹痛加重，无规律，经多种药物治疗无效，体重下降。查体：浅表淋巴结无肿大，腹平软，上腹部有

笔记

压痛。为明确诊断，最有意义的检查是

A．粪便隐血试验　　B．血清促胃液素测定

C．钡剂造影检查　　D．胃镜检查

【答案与解析】2．D。该中年男性患者有长期慢性胃溃疡病史，近来腹痛加重，无规律，经多种药物治疗无效，体重下降，最可能的诊断是胃溃疡癌变。为明确诊断，最有意义的检查是胃镜检查，既可以观察胃部病变情况，又可以取病理活检，故选D。

3．（2015年A型题）上消化道出血患者粪便隐血试验阳性，最少出血量是

A．5ml　　B．20ml　　C．50ml　　D．100ml

【答案与解析】3．A。成人每日消化道出血＞5ml，粪便隐血试验即出现阳性，故本题选A；每日出血量＞50ml可出现黑便；胃内积血量＞250ml可出现呕血；出血量＞400ml可出现头昏、心悸、乏力等症状。短时间内出血量＞1000ml可出现休克表现。

4．（2016年A型题）男性，45岁。间断发生腹痛、腹泻5年，发作时大便2～4次/天，有时便中有黏液，无脓血，排便后腹痛可缓解，因再发1周来诊。查体：左下腹轻压痛。粪常规：WBC 0～1个/高倍视野，粪便隐血试验（－），细菌培养（－）。该患者最可能的诊断是

A．慢性细菌性痢疾　　B．肠易激综合征

C．克罗恩病　　D．溃疡性结肠炎

【答案与解析】4．B。该患者为中年男性，有慢性腹泻，大便有黏液，无脓血，细菌培养结果阴性，诊断为肠易激综合征，故本题选B。溃疡性结肠炎和慢性细菌性痢疾患者

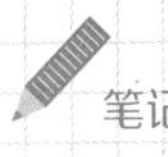
笔记

的大便有黏液脓血，里急后重。克罗恩病为右下腹痛，无黏液脓血便，故均不支持诊断。

5.（2018年A型题）球后溃疡的临床特点是

A．上腹痛常无典型的节律性　　B．午夜痛和背部放射痛多见

C．对药物治疗反应较好　　D．不易并发出血

【答案与解析】5．B。球后溃疡是指发生于十二指肠降段、水平段的溃疡，多发生于十二指肠降段初始部和乳头附近。夜间疼痛和背部放射痛多见，抑酸药反应性差，易出血，严重的炎症反应可导致胆总管引流障碍，出现梗阻性黄疸或引发急性胰腺炎，故选B。

6.（2019年A型题）男性，65岁。呕血、黑便3天，半天来出现躁动不安和意识模糊入院。既往有肝炎病史15年，治疗不详。患糖尿病10年，一直服用降糖药物，有高血压病史6年，一直服用降压药物。查体：T 36.8℃，P 95次/分，R 22次/分，BP 130/80mmHg，神志不清，前胸部可见蜘蛛痣，心肺（－），腹软，肝脾触诊不满意。该患者意识障碍应首先考虑的病因是

A．肝性脑病　　B．糖尿病酮症酸中毒

C．急性肾损伤　　D．急性脑血管病

【答案与解析】6．A。该患者为老年男性，肝炎病史15年，有呕血、黑便，因出现躁动不安和意识模糊入院，有蜘蛛痣、腹水，考虑为肝硬化、肝性脑病昏迷前期，故选A。糖尿病酮症酸中毒属于糖尿病急症，以高血糖、酮症和酸中毒为主要表现，呼吸有典型的酮味（烂苹果味）。急性肾损伤主要表现为血肌酐增高、电解质紊乱。该患者虽然有高血压病史，但控制良好，故排除急性脑血管病。

笔记

7.（2020年A型题）男性，30岁。反复腹泻、黏液脓血便1年余，加重3天。既往体健。查体：T 36.7℃，轻度贫血貌，心肺检查未见异常。腹软，左下腹明显压痛，无肌紧张、反跳痛，肝脾肋下未触及。肠鸣音6～8次/分。粪便培养未见病原菌，广谱抗菌药物治疗1周无效。该患者最可能的诊断是

A．肠易激综合征　B．溃疡性结肠炎　C．慢性细菌性痢疾　D．克罗恩病

【答案与解析】7．B。①该患者为年轻男性，左下腹痛，腹泻、黏液脓血便，粪便细菌培养阴性，广谱抗生素无效，考虑为溃疡性结肠炎，故本题选B。②肠易激综合征排便可带有黏液，但无脓血。③慢性细菌性痢疾抗生素治疗有效，粪便细菌培养阳性。④克罗恩病腹痛多位于右下腹或脐周，一般无黏液脓血便。

8.（2021年A型题）男性，25岁。2年来反复出现上腹痛。一般多发生于进餐后，1天来呕吐咖啡渣样胃内容物，伴黑便1次，既往无肝炎病史。查体：BP 100/60mmHg，心率92次/分，心律齐，上腹部轻压痛，肝脾肋下未触及。最可能的诊断是

A．胃溃疡出血　　B．十二指肠溃疡出血

C．胃癌出血　　D．肝硬化食管胃底静脉曲张破裂出血

【答案与解析】8．A。该患者为青年男性，2年来餐后上腹痛，考虑为胃溃疡，1天来呕血、黑便、考虑为胃溃疡出血，故选A。

9.（2022年A型题）男性，55岁。1天来出现上腹痛，向腰背部放射，进行性加重，曾呕吐1次，为胃内容物，呕吐后腹痛未减轻，大便2次，稍稀，无脓血和里急后重，既往有胆囊结石病史5年。查体：T 37.4℃，BP 120/80mmHg，巩膜无黄染，心肺未见异常，肝脾未触及，腹平软，上腹轻压痛，移动性浊音阳性，肠鸣音4次/分。该患者最

笔记

可能的诊断是

A．急性胃炎　　B．胃溃疡　　C．急性胰腺炎　　D．急性心肌梗死

【答案与解析】9．C。老年男性，腹痛急性起病，疼痛向腰背部放射，呕吐后腹痛不减轻，既往有胆囊结石病史。查体上腹轻压痛，移动性浊音阳性。上腹部疼痛考虑胃、十二指肠疾病或胰腺炎可能性大，移动性浊音阳性可能为胃、十二指肠穿孔，也可能为胰腺炎渗出，但腹平软不支持消化道穿孔的诊断，且患者疼痛向腰背部放射，呕吐后腹痛不减轻，均倾向胰腺炎诊断，患者有胆囊结石病史，无暴饮暴食的诱因，诊断考虑胆源性急性胰腺炎。

二、知识点总结

本周知识点考点频率统计见表3-1。

表3-1　恶心呕吐、呕血、腹痛、腹泻与意识障碍考点频率统计表（2012—2022年）

年　份	恶心呕吐	呕　血	腹　痛	腹　泻	意识障碍
2022	√		√		
2021	√	√	√	√	√
2020			√	√	
2019	√	√	√	√	√
2018		√	√	√	√

笔记

续 表

年 份	恶心呕吐	呕 血	腹 痛	腹 泻	意识障碍
2017			√（见第7周真题）		
2016	√		√	√	√
2015	√			√	√
2014					
2013	√	√	√		
2012	√		√		√

（一）恶心呕吐

1. 临床表现

（1）呕吐的时间：①晨吐常见于早期妊娠、尿毒症、慢性酒精中毒、功能性消化不良，干呕可见于鼻窦炎患者。②夜吐常见于幽门梗阻。

（2）呕吐的特点：长期反复发作呕吐提示神经官能症；喷射性呕吐提示颅内高压。

（3）呕吐物：腐败味提示胃潴留；粪臭味提示小肠梗阻；酸多提示胃泌素瘤、十二指肠溃疡；无酸味提示贲门狭窄、贲门失弛缓症；咖啡样提示上消化道出血。

2. 恶心呕吐的伴随症状和临床意义 见表3-2。

笔记

表3-2　恶心呕吐的伴随症状和临床意义

伴随症状	临床意义
腹痛、腹泻	多见于急性胃肠炎、霍乱、副霍乱、细菌性食物中毒及其他急性食物中毒
右上腹痛及发热、寒战或有黄疸	考虑急性胆囊炎或胆石症
头痛及喷射性呕吐	常见于颅内高压症或青光眼
眩晕、眼球震颤	见于前庭器官疾病
应用阿司匹林、某些抗生素及抗癌药物呕吐	可能与药物副作用有关
已婚育龄妇女早晨呕吐	应注意早孕

（二）呕血

1. 呕血首先应考虑的病因排序　消化性溃疡＞食管或胃底静脉曲张破裂＞急性糜烂性出血性胃炎、胃癌＞其他（如平滑肌瘤、血管畸形、血友病、特发性血小板减少性紫癜等）。

2. 呕血的临床表现　①呕血前常有上腹部不适和恶心，随后呕吐血性胃内容物。②血色鲜红或暗红色混有凝血块提示出血量多、在胃内停留时间短、出血位于食管侧；呕吐物棕褐色或咖啡渣样提示出血量较少或在胃内停留时间长（因血红蛋白＋胃酸→酸化正铁血红蛋白）；呕血的同时因部分血液（未呕出的血、幽门以下出血）经肠道排出体外，可形成黑便。

3. 呕血的伴随症状和临床意义　见表3-3。

笔记

表3-3 呕血的伴随症状和临床意义

伴随症状	临床意义
上腹痛	慢性反复发作的上腹痛，有一定周期性与节律性，多为消化性溃疡；中老年人，慢性上腹痛，疼痛无明显规律性并伴有厌食、消瘦或贫血者，应警惕胃癌
肝脾大	脾大、有腹壁静脉曲张或有腹水者，提示肝硬化；肝区疼痛、肝大、质地坚硬、表面凹凸不平或有结节者多为肝癌
黄疸	黄疸、寒战、发热伴右上腹绞痛并呕血者，可能由胆道疾病引起；黄疸、发热及全身皮肤黏膜有出血者，见于某些感染性疾病，如败血症及钩端螺旋体病等
皮肤黏膜出血	血液系统疾病
头晕、黑矇、口渴、冷汗	提示血容量不足；伴有肠鸣、黑便者，提示有活动性出血
其他	近期有服用非甾体类抗炎药物史、酗酒史、大面积烧伤、颅脑手术、脑血管疾病和严重外伤伴呕血者，应考虑急性胃黏膜病变；剧烈呕吐后呕血，应考虑食管贲门黏膜撕裂综合征

（三）腹痛

1. 发生机制 腹痛发生机制见表3-4。

表3-4 腹痛发生机制

类型	机制	特点
内脏性腹痛	腹内某一器官的痛觉信号→交感神经→脊髓	疼痛部位不确切，接近腹中线；疼痛感觉模糊，多为痉挛、不适、钝痛、灼痛；常伴恶心、呕吐、出汗等其他自主神经兴奋症状

续 表

类 型	机 制	特 点
躯体性腹痛	壁腹膜及腹壁的痛觉信号→体神经→脊神经根→相应脊髓节段所支配的皮肤	定位准确，可在腹部一侧；程度剧烈而持续；可有局部腹肌强直；腹痛可因咳嗽、体位变化而加重
牵涉痛	内脏痛觉信号→内脏神经→相应脊髓节段→该节段支配的体表部位疼痛	定位明确；疼痛剧烈；有压痛、肌紧张及感觉过敏等

笔记

2. 临床表现

（1）腹痛部位与病变部位的关联：具体如下。①中上腹：胃、十二指肠和胰腺疾病。②右上腹：胆囊炎、胆石症、肝脓肿。③右下腹麦克伯尼（McBurney）点：急性阑尾炎。④脐部或脐周：小肠疾病。⑤下腹或左下腹：结肠疾病。⑥下腹部：膀胱炎、盆腔炎及异位妊娠破裂。⑦弥漫性或部位不定：急性弥漫性腹膜炎、机械性肠梗阻、急性出血性坏死性肠炎、卟啉病、铅中毒、腹型过敏性紫癜等。

（2）诱发因素：具体如下。①发作前进食油腻食物史：胆囊炎或胆石症。②发作前酗酒和/或暴饮暴食史：急性胰腺炎。③与腹部手术有关：机械性肠梗阻。④腹部受暴力作用引起的剧痛并有休克：肝、脾破裂。

（3）腹痛性质和程度：①突发的中上腹剧烈刀割样痛或烧灼样痛，可能为胃、十二指肠溃疡穿孔。②中上腹持续性隐痛，多见于慢性胃炎或胃、十二指肠溃疡。③上腹部持续性钝痛或刀割样疼痛呈阵发性加剧，多为急性胰腺炎。④持续性、广泛性剧烈腹痛伴腹壁肌紧张或板样强直，多见于急性弥漫性腹膜炎。⑤隐痛或钝痛，多为内脏性疼痛，多由胃肠张力变化或轻度炎症引起。⑥胀痛，可能为实质脏器包膜牵张所致。⑦绞

笔记

痛，可能为空腔脏器痉挛、扩张或梗阻（阵发性绞痛，疼痛剧烈，患者辗转不安，常见于胆石症或泌尿系统结石）。⑧阵发性剑突下钻顶样疼痛，多为胆道蛔虫症。

（4）发作时间：①餐后痛，多为胆胰疾病、胃部肿瘤或消化不良。②周期性、节律性上腹痛，多为胃、十二指肠溃疡。③腹痛与月经来潮相关，见于子宫内膜异位症。④腹痛发生在月经间期，可能为卵泡破裂。

（5）与体位的关系：①左侧卧位疼痛可减轻，可能为胃黏膜脱垂。②膝胸位或俯卧位可使腹痛及呕吐等症状缓解，可能为十二指肠壅滞症。③仰卧位时疼痛明显，前倾位或俯卧位时减轻，可能是胰腺癌。④烧灼痛在躯体前屈时明显，直立位时减轻，提示反流性食管炎。

3. 腹痛的伴随症状和临床意义 见表3-5。

表3-5 腹痛的伴随症状和临床意义

伴随症状	临床意义
发热、寒战	提示有炎症存在；见于急性胆道感染、胆囊炎、肝脓肿、腹腔脓肿；也可见于腹腔外感染性疾病
休克	腹腔外疾病，如心肌梗死、大叶性肺炎也可有腹痛与休克，应特别警惕
黄疸	可能与肝胆胰疾病有关；急性溶血性贫血也可出现腹痛与黄疸
呕吐、反酸	提示食管、胃肠病变；呕吐量大见于胃肠道梗阻；伴反酸、嗳气见于胃、十二指肠溃疡或胃炎
腹泻	消化吸收障碍或肠道炎症、溃疡或肿瘤
血尿	泌尿系疾病，如泌尿系结石

笔记

（四）腹泻

1. 临床表现 ①急性感染性腹泻，多为糊状或水样便，次数可达每日10次以上。②慢性腹泻，可为稀便，亦可带黏液、脓血（痢疾、炎症、结肠癌、直肠癌）。

2. 腹泻的伴随症状和临床意义 见表3-6。

表3-6 腹泻的伴随症状和临床意义

伴随症状	临床意义
发热	可见于急性细菌性痢疾、伤寒或副伤寒、肠结核、肠道恶性淋巴瘤、克罗恩（Crohn）病、溃疡性结肠炎急性发作期、败血症等
里急后重	提示病变以直肠乙状结肠为主，如细菌性痢疾、直肠炎、直肠肿瘤等
明显消瘦	提示病变位于小肠，如胃肠道恶性肿瘤、肠结核及吸收不良综合征
皮疹或皮下出血	见于败血症、伤寒或副伤寒、麻疹、过敏性紫癜、糙皮病等
腹部包块	见于胃肠道恶性肿瘤、肠结核、克罗恩病及血吸虫病性肉芽肿
重度失水	常见于分泌性腹泻，如霍乱、细菌性食物中毒或尿毒症
关节痛或关节肿胀	见于克罗恩病、溃疡性结肠炎、系统性红斑狼疮、肠结核、惠普尔（Whipple）病等

（五）意识障碍

1. 常见原因 肺性脑病、肝性脑病、糖尿病、低血糖症、脑出血、脑炎、脑膜炎、颅脑损伤、阿尔茨海默病、尿毒症、中毒、水电解质代谢和酸碱平衡失调等。

笔记

2. 临床表现

（1）按照意识障碍程度由浅至深：嗜睡＜意识模糊＜昏睡＜昏迷。①嗜睡为病理性，唤醒后能正确回答问题。②意识模糊，有定向能力障碍。③昏睡不易唤醒。虽在强烈刺激下（如压迫眶上神经、摇动患者身体等）可被唤醒，但醒时答非所问。④昏迷是严重的意识障碍，昏迷的分度及特点见表3-7。

表3-7　昏迷的分度及特点

分　度	生命体征	对疼痛刺激的反应	生理反射
浅度	无明显变化	痛苦表情或防御反应	存在
中度	可能有变化	剧烈刺激可有防御反应	迟钝或消失
深度	不规则	无反应	消失

（2）谵妄不同于其他几种抑制性意识障碍，是一种以兴奋性增高为主的高级神经中枢急性活动失调状态，表现为意识模糊、定向力丧失、感觉错乱（如幻觉、错觉）、躁动不安、言语杂乱。可发生于急性感染的发热期间，也可见于某些药物中毒（如颠茄类药物中毒、急性酒精中毒）、代谢障碍（如肝性脑病）、循环障碍或中枢神经疾病等。有些患者可以康复，有些患者可发展为昏迷状态。

3. **意识障碍的伴随症状和临床意义**　见表3-8。

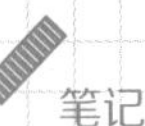

笔记

表3-8　意识障碍的伴随症状和临床意义

伴随症状	临床意义
发热	先发热然后有意识障碍见于重症感染性疾病；先有意识障碍然后有发热，见于脑出血、蛛网膜下腔出血、巴比妥类药物中毒等
呼吸缓慢	呼吸中枢受抑制的表现，见于吗啡、巴比妥类、有机磷杀虫药等中毒，银环蛇咬伤等
瞳孔散大伴	见于颠茄类、酒精、氰化物等中毒，以及癫痫、低血糖状态等
瞳孔缩小	见于吗啡类、巴比妥类、有机磷杀虫药等中毒
心动过缓	颅内高压症、房室传导阻滞，以及吗啡类、毒蕈等中毒
高血压	见于高血压脑病、脑血管意外、肾炎、尿毒症等
低血压	见于各种原因的休克
皮肤黏膜改变	出血点、瘀斑和紫癜等见于严重感染和出血性疾病；口唇呈樱红色提示一氧化碳中毒
脑膜刺激征	脑膜炎、蛛网膜下腔出血等
瘫痪	脑出血、脑梗死等

拓展练习及参考答案

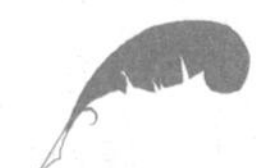

拓展练习

【填空题】

1．呕吐大量隔夜宿食见于（　）。

2．有周期性、节律性、季节性腹痛的常见疾病是（　）。

3．腹泻至少超过（　）称为慢性腹泻。

笔记

4．意识障碍的临床表现分为（　）、（　）、（　）、（　）、（　）。

5．呕吐物可呈咖啡色，是因为含有（　）。

【判断题】

1．呕血最常见的疾病是消化性溃疡。

2．洋地黄可直接作用于延髓第四脑室底侧的化学感受器触发带，引起呕吐。

3．内脏性腹痛特点是腹痛可因体位变化加重。

4．对于剧烈刺激可出现防御反射是深昏迷的表现。

【名词解释】

1．呕血

2．腹泻

【选择题】

A型题

1．男性，45岁。反复上腹痛5年，常发生在脂餐后半小时，1天前腹痛加重伴恶心、呕吐胃内容物，T 38℃，巩膜轻度黄染。首先考虑的疾病是

A．胃溃疡恶变　　B．十二指肠溃疡　　C．胆囊结石并发急性胆管炎

D．急性胆囊炎　　E．慢性膜腺炎

2．男性，46岁。中上腹阵发性绞痛2个月，伴呕吐大量胆汁，提示梗阻平面在

A．幽门以上　　B．幽门以下　　C．十二指肠乳头以下

D．十二指肠乳头以上　　E．贲门以上

3．呕血的颜色描述正确的是

A．出血量大时咖啡色　　B．出血速度快时咖啡色　　C．出血量大、速度快时色鲜红

D．出血量小时色鲜红　　E．出血速度慢时色鲜红

笔记

4. 不属于上消化道出血的是

A. 空肠上段血管畸形出血　B. 急性胰腺炎合并脓肿或囊肿出血　C. 胆道出血

D. 消化性溃疡伴出血　E. 反流性食管炎伴出血

5. 可引起呕吐伴右上腹痛、发热、黄疸的疾病是

A. 尿路结石　B. 肠道炎症　C. 消化性溃疡

D. 肝、胆系统感染　E. 肠系膜淋巴结核

6. 表现为慢性腹痛的疾病是

A. 急性胰腺炎　B. 急性胆囊炎　C. 尿路结石

D. 结核性腹膜炎　E. 卵巢囊肿蒂扭转

7. 腹泻伴皮疹或皮下出血可见于

A. 急性细菌性痢疾　B. 伤寒或副伤寒　C. 肠结核

D. 霍乱　E. 细菌性食物中毒

8. 下列引起腹泻的疾病中为肠道非感染性病变的是

A. 慢性阿米巴痢疾　B. 肠结核　C. 慢性细菌性痢疾

D. 血吸虫病　E. 慢性非特异性溃疡性结肠炎

9. 意识模糊表现为

A. 眼球无转动　B. 意识大部分丧失，无自主运动　C. 接近于人事不省的状态

D. 角膜反射消失　E. 对时间、地点、人物的定向能力发生障碍

10. 对鉴别中度昏迷与深度昏迷最有价值的是

A. 对各种刺激无反应　B. 不能唤醒　C. 无自主运动

D. 深、浅反射均消失　E. 大、小便失禁

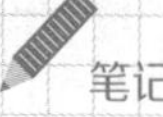
笔记

B型题

（11～14题共用选项）

A．贲门黏膜撕裂伤　B．消化性溃疡　C．食管、胃底静脉曲张破裂
D．食管癌　E．胃癌

11．既往体健，反复呕吐后出现呕血，可见于

12．反复中上腹饥饿痛，进食缓解，伴呕血，可见于

13．既往有肝硬化病史，突然呕血1000ml时，可见于

14．中上腹不适半年，无吞咽梗阻，反复黑便，消瘦，呕血1天，可见于

（15～18题共用选项）

A．溃疡性结肠炎　B．急性胆道感染　C．肾绞痛
D．肠梗阻　E．胃溃疡

15．腹痛伴发热、寒战

16．腹痛伴黏液脓血便

17．腹痛伴呕吐、排气排便停止

18．腹痛伴尿频、尿急，有血尿

X型题

19．下列是内脏性腹痛特点的是

A．疼痛部位不明确　B．疼痛部位接近腹中线　C．常伴自主神经兴奋症状
D．腹痛可因体位变化加重　E．疼痛感觉模糊

【问答题】

1．简述肠绞痛、胆绞痛、肾绞痛的区别。

2．简述呕血与咯血的鉴别要点。

笔记

参考答案

【填空题】

1. 幽门梗阻
2. 消化性溃疡
3. 2个月
4. 嗜睡；意识模糊；昏睡；谵妄；昏迷
5. 酸化正铁血红蛋白

【判断题】

1. √
2. √
3. × 腹痛可因体位变化加重是躯体性腹痛的特点。
4. × 深昏迷不会对剧烈刺激产生防御反射。

【名词解释】

1. 呕血 呕血是上消化道疾病（指十二指肠悬韧带以上的消化道，包括食管、胃、十二指肠、肝、胆、胰及胃空肠吻合术后的空肠上段疾病）或全身性疾病所致的上消化道出血，血液经口腔呕出。常伴有黑便，严重时可有急性周围循环衰竭的表现。
2. 腹泻 指排便次数增多，粪便性质改变如粪质稀薄或带有黏液、脓血及未消化的食物。如果解水样便，每日3次以上或每天粪便总量大于200g，其中粪便含水量大于80%，则可认为是腹泻。腹泻可分为急性与慢性两种，超过2个月者属慢性腹泻。

【选择题】

A型题 1. C 2. C 3. C 4. A 5. D 6. D 7. B 8. E 9. E 10. D

笔记

B型题 11. A 12. B 13. C 14. E 15. B 16. A 17. D 18. C

X型题 19. ABCE

【问答题】

1. 答案见表3-9。

表3-9 肠绞痛、胆绞痛和肾绞痛的区别

疼痛类别	疼痛的部位	其他特点
肠绞痛	多位于脐周围、下腹部	伴有恶心、呕吐、腹泻、便秘、肠鸣音增加等
胆绞痛	常位于右上腹，放射至右背与右肩胛	常有黄疸、发热，肝可触及或Murphy征阳性
肾绞痛	位于腰部并向下放射，达于腹股沟、外生殖器及大腿内侧	常有尿频、尿急，小便含蛋白质、红细胞等

2. 答案见表2-5。

第二篇

体格检查

第4周　一般检查、头颈部检查

笔记

一、考研真题解析

1.（2018年A型题）有机磷中毒时，患者的呼吸气味常是

A．烂苹果味　B．苦杏仁味　C．蒜臭味　D．腥臭味

【答案与解析】1．C。乙醇中毒呼出气有酒味；氰化物中毒有苦杏仁味；有机磷、黄磷、铊等中毒有蒜味，故本题选C；苯酚、甲酚皂溶液中毒有苯酚味；腥臭味见于肝衰竭。

（2、3题共用选项）（2019年B型题）

A．阿托品中毒　B．有机磷中毒　C．甲醇中毒　D．乙醇中毒

2．引起瞳孔明显缩小的中毒是

3．引起瞳孔明显扩大的中毒是

【答案与解析】2．B。有机磷中毒临床表现中的毒蕈碱样症状又称M症状，主要原因是副交感神经末梢过度兴奋，平滑肌痉挛，表现为瞳孔缩小、腹痛、腹泻，故第2

笔记

题选B。3．A。阿托品中毒表现为瞳孔明显扩大、神志模糊、烦躁不安、抽搐、昏迷和尿潴留等，故第3题选A。

4.（2019年A型题）女性，45岁。无痛性甲状腺肿大3个月。查体：甲状腺弥漫性肿大，触诊质地较硬、韧，表面光滑。化验：T_3、T_4略低于正常。最可能的诊断是

A．单纯性甲状腺肿　　B．慢性淋巴细胞性甲状腺炎

C．亚急性甲状腺炎　　D．甲状腺癌

【答案与解析】4．B。①慢性淋巴细胞性甲状腺炎多为无痛性弥漫性甲状腺肿，对称，质硬，表面光滑，多伴甲状腺功能减退，较大腺肿可有压迫症状，故本题选B。②单纯性甲状腺肿和甲状腺癌的甲状腺功能多正常。③亚急性甲状腺炎为甲状腺的亚急性肉芽肿性炎症，多有上呼吸道感染史，甲状腺有痛性结节状肿大，伴血清T_3、T_4浓度升高。

5.（2022年A型题）菲尔绍（Virchow）淋巴结穿刺活检标本中发现癌细胞，最有可能的原发灶是

A．大肠　　B．胃　　C．肝　　D．肾

【答案与解析】5．B。胃癌多向左侧锁骨上淋巴结转移，此为Virchow淋巴结，是胃癌、食管癌转移的标志，故本题选B。

二、知识点总结

本周知识点考点频率统计见表4-1。

笔记

表4-1 一般检查和头颈部检查考点频率统计表（2012—2022年）

年份	一般检查			头颈部检查				
	生命体征	皮肤	淋巴结	头颅、耳、鼻	眼	口	甲状腺	气管
2022			√					
2021								
2020								
2019					√（瞳孔）		√	
2018						√（口腔气味）		√（第5周真题）
2017								
2016								
2015								
2014								
2013								
2012								

注：全身检查中涉及生命体征及皮肤的真题归到各个器官系统，此处不做统计。

（一）一般检查

1. 生命体征

（1）体温测量方法及临床应用：见表4-2。

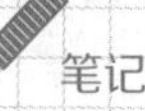

笔记

表4-2 体温测量方法及临床应用

方　法	读数时间	参考范围（℃）	临床应用
腋测法	10分钟后	36.0 ~ 37.0	最常用
口测法	5分钟	36.3 ~ 37.2	不能用于婴幼儿、神志不清者
肛测法	5分钟	36.5 ~ 37.7 `	多用于婴幼儿、神志不清者

（2）典型面容改变特点和临床意义：见表4-3。

表4-3 典型面容改变特点和临床意义

面　容	临床表现	临床意义
急性病容	面色潮红，兴奋不安，鼻翼扇动，口唇疱疹，表情痛苦	急性感染性疾病，如肺炎链球菌肺炎、疟疾等
慢性病容	面容憔悴，面色晦暗或苍白无华，目光暗淡、表情忧虑	慢性消耗性疾病，如恶性肿瘤、肝硬化、严重结核病
贫血面容	面色苍白，唇舌色淡，表情疲惫	各种原因所致的贫血
肝病面容	面色晦暗，额部、鼻背、双颊有褐色色素沉着	慢性肝脏疾病
肾病面容	面色苍白，眼睑、颜面水肿，舌色淡、舌缘有齿痕	慢性肾脏疾病
甲状腺功能亢进面容	面容惊愕，睑裂增宽，眼球凸出，目光炯炯，兴奋不安，烦躁易怒	甲状腺功能亢进症

笔记

续 表

面　容	临床表现	临床意义
黏液性水肿面容	面色苍黄，颜面水肿，睑厚面宽，目光呆滞，反应迟钝，眉毛、头发稀疏，舌色淡、肥大	甲状腺功能减退症
二尖瓣面容	面色晦暗、双颊紫红、口唇轻度发绀	风湿性心瓣膜病、二尖瓣狭窄
肢端肥大症面容	头颅增大，面部变长，下颌增大、向前突出，眉弓及两颧隆起，唇舌肥厚，耳鼻增大	肢端肥大症
伤寒面容	表情淡漠，反应迟钝呈无欲状态	肠伤寒、脑脊髓膜炎、脑炎等高热衰竭患者
苦笑面容	牙关紧闭，面肌痉挛，呈苦笑状	破伤风
满月面容	面圆如满月，皮肤发红，常伴痤疮和胡须生长	库欣综合征及长期应用糖皮质激素者
面具面容	面部呆板、无表情，似面具样	帕金森病、脑炎等

（3）强迫体位及临床意义：见表4-4。

表4-4　强迫体位及临床意义

强迫体位	临床表现	临床意义
强迫仰卧位	患者仰卧，双腿蜷曲，借以减轻腹部肌肉的紧张程度	急性腹膜炎
强迫俯卧位	俯卧位可减轻脊背肌肉的紧张程度	脊柱疾病
强迫侧卧位	患侧卧位，可限制患侧胸廓活动而减轻疼痛和有利于健侧代偿呼吸	胸膜疾病，一侧胸膜炎和大量胸腔积液

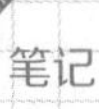

笔记

续　表

强迫体位	临床表现	临床意义
强迫坐位（又称端坐呼吸）	患者坐于床沿上，以两手置于膝盖或扶持床边，便于辅助呼吸肌参与呼吸运动，加大膈肌活动度，增加肺通气量，并减少回心血量和减轻心脏负担	心、肺功能不全
强迫蹲位	患者在活动过程中，因呼吸困难和心悸而停止活动并采用蹲踞位或膝胸位以缓解症状	先天性发绀型心脏病
强迫停立位	步行时心前区疼痛突然发作，患者常被迫立刻站住，并以右手按抚心前部位，待症状稍缓解后才继续行走	心绞痛
辗转体位	患者辗转反侧，坐卧不安	胆石症、胆道蛔虫症、肾绞痛
角弓反张位	患者颈及脊背肌肉强直，出现头向后仰，胸腹前凸，背过伸，躯干呈弓形	破伤风及小儿脑膜炎

（4）典型异常步态特点及临床意义：见表4-5。

表4-5　典型异常步态特点及临床意义

异常步态	临床表现	临床意义
蹒跚步态	走路时身体左右摇摆，似鸭行	佝偻病、大骨节病、进行性肌营养不良、先天性双侧髋关节脱位
醉酒步态	行走时躯干重心不稳，步态紊乱不准确如醉酒状	小脑疾病、酒精及巴比妥中毒

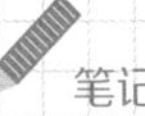

续　表

异常步态	临床表现	临床意义
共济失调步态	起步时一脚高抬，骤然垂落，且双目向下注视，两脚间距很宽，以防身体倾斜，闭目时则不能保持平衡	脊髓病变
慌张步态	起步后小步急速趋行，双脚擦地，身体前倾，有难以止步之势	帕金森病
跨阈步态	踝部肌腱、肌肉弛缓，患足下垂，行走时必须抬高下肢才能起步	腓总神经麻痹
剪刀步态	移步时下肢内收过度，两腿交叉呈剪刀状	脑性瘫痪与截瘫患者
间歇性跛行	步行中，因下肢突发性酸痛乏力，患者被迫停止行进，需稍休息后方能继续	高血压、动脉硬化患者

笔记

2. 皮肤

（1）黄染：原因及其特点如下。①黄疸（血清总胆红素＞34.2μmol/L）：先巩膜后皮肤，黄染程度为近角巩膜缘轻，远角巩膜缘重。②胡萝卜素增高（血清中胡萝卜素＞2.5g/L）：先出现于手掌、足底、前额及鼻部皮肤，不出现于巩膜及口腔黏膜，停止食用富含胡萝卜素的食物后，皮肤黄染逐渐消退。③长期服用含有黄色素的药物：先皮肤后巩膜，黄染程度为近角膜缘重，远角膜缘轻。

（2）皮疹：常见皮疹特征如下。①斑疹：表现为局部皮肤发红，一般不凸出皮肤表面，见于斑疹伤寒、丹毒、风湿性多形性红斑。②玫瑰疹：为一种鲜红色圆形斑疹，直径2～3mm，检查时拉紧皮肤或以手指按压可使皮疹消退，松开时又复出现，多出现于胸腹部，是伤寒、副伤寒的特征表现。③丘疹：除局部颜色改变外，病灶凸出皮面，见于药疹，

笔记

麻疹、湿疹。④斑丘疹：在丘疹周围有皮肤发红的底盘，见于猩红热、风疹、药疹。⑤荨麻疹：为稍隆起皮面的苍白色或红色的局限性水肿，为速发性皮肤变态反应所致。

（3）皮下出血：小于2mm称为瘀点，3 ～ 5mm称为紫癜，大于5mm称为瘀斑，片状出血并伴有皮肤显著隆起称为血肿。皮疹与瘀点可通过按压的方法鉴别，皮疹受压时一般可褪色或消失，瘀点受压后不褪色。

（4）蜘蛛痣和肝掌：是皮肤小动脉末端分支性扩张所形成的血管痣，形似蜘蛛。多出现于上腔静脉引流区，如面、颈、上肢、前胸等处，大小不等。蜘蛛痣的出现与肝脏对雌激素的灭活减弱有关，常见于急、慢性肝炎及肝硬化。检查时用棉签等物品压迫蜘蛛痣的中心，其辐射状小血管网立即消失，去除压力后复现。慢性肝病患者手掌大、小鱼际处常发红，加压后褪色，称为肝掌，发生机制与蜘蛛痣相同。

3. 淋巴结

（1）浅表检查顺序：耳前、耳后、乳突区、枕骨下区、颌下区、颏下区、颈后三角、颈前三角、锁骨上窝、腋窝、滑车上、腹股沟、腘窝等。

（2）淋巴结肿大的分类及临床意义如下。①局限性淋巴结肿大：非特异性淋巴结炎、单纯性淋巴结炎、淋巴结结核、转移癌（胃癌多向左侧锁骨上淋巴结转移，此为Virchow淋巴结，是胃癌、食管癌转移的标志）。②全身性淋巴结：急、慢性淋巴结炎，传染性单核细胞增多症，淋巴瘤，白血病等。

（二）头颈部检查

1. 头颅

（1）小颅：小儿囟门过早闭合形成，见于智力发育障碍。

笔记

（2）尖颅（又称塔颅）：矢状缝与冠状缝过早闭合，见于先天性疾病阿佩尔综合征（Apert综合征），又称尖头并指（趾）畸形。

（3）方颅：前额左右突出，头顶平坦呈方形，见于小儿佝偻病，先天性梅毒。

（4）巨颅：额、顶、颞及枕部突出膨大呈圆形，颈部静脉充盈，对比之下颜面占比很小。落日现象是指由于颅内压增高，压迫眼球，形成双目下视，巩膜外露的特殊表情，见于脑积水。

（5）长颅：自颅顶至下颌部的长度明显增大，见于马方（Marfan）综合征、肢端肥大症。

（6）变形颅：为中年人颅骨增大变形，伴有长骨的骨质增厚与弯曲，变形性骨炎。

（7）头部的异常运动：活动受限提示颈椎疾病；不随意颤动提示帕金森病；点头运动与颈动脉搏动一致，称为点头征（De Musset征）提示严重主动脉瓣关闭不全。

2. 眼

（1）眼睑：常见异常表现及临床意义如下。①睑内翻：见于沙眼。②上睑下垂：双侧见于先天性上睑下垂、重症肌无力，单侧见于动眼神经麻痹。③眼睑闭合障碍：双侧见于甲状腺功能亢进症；单侧见于面神经麻痹。④眼睑水肿：见于肾炎、慢性肝病、营养不良、贫血、血管神经性水肿。

（2）结膜：常见异常表现及临床意义如下。①充血：见于结膜炎，角膜炎。②颗粒与滤泡：见于沙眼。③结膜苍白：见于贫血。④结膜发黄：见于黄疸。⑤数量不等的散在出血点时：可见于感染性心内膜炎，如伴充血、分泌物，见于急性结膜炎。⑥大片的结膜下出血：见于高血压、动脉硬化。除沙眼春季卡他性结膜炎外，几乎所有的结膜炎

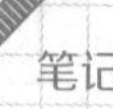
笔记

症在下睑结膜的表现都比上睑结膜更明显。

（3）甲状腺功能亢进眼征：施特尔瓦格（Stellwag）征为瞬目（眨眼）减少；冯·格雷费（Graefe）征为眼球下转时上睑不能相应下垂；默比乌斯（Mobius）征为集合运动减弱，目标由远处逐渐移近眼球时，两侧眼球不能适度内聚；若弗鲁瓦（Joffroy）征为上视时无额纹出现。

（4）瞳孔：正常人双侧瞳孔等大等圆，直径3～4mm，对光反射灵敏（对光反射异常时，描述为迟钝/消失）。常见异常表现及临床意义如下。①缩小：双侧见于虹膜炎症、中毒（有机磷）、药物反应（毛果芸香碱、吗啡、氯丙嗪），单侧见于一侧眼交感神经麻痹，如霍纳（Horner）综合征。②扩大：见于外伤、颈交感神经刺激、青光眼绝对期、视神经萎缩、药物影响（阿托品、可卡因），双侧散大伴有对光反射消失见于濒死状态。③双侧大小不等：见于颅内病变，如脑外伤、脑肿瘤、中枢神经梅毒、脑疝等；伴变化不定见于中枢神经和虹膜的神经支配障碍，伴对光反射减弱或消失以及神志不清见于中脑功能损害。

（5）集合反射：嘱患者注视远处目标（1m以外），然后将目标逐渐移近眼球（距眼球5～10cm），正常人此时可见双眼内聚＋瞳孔缩小，称为集合反射。

（6）近反射＝双眼内聚＋瞳孔缩小＋晶状体调节＝集合反射＋晶状体调节。

3. 耳

（1）外耳：耳郭畸形、痛风结节、牵拉痛（提示炎症）；外耳道流脓见于急性中耳炎；血液、脑脊液流出见于颅底骨折。

（2）乳突：压痛见于中耳炎引流不畅。

笔记

4．鼻

（1）鼻翼扇动：见于伴有呼吸困难的高热性疾病（如大叶性肺炎）、支气管哮喘和心源性哮喘发作时。

（2）鼻外形改变：酒渣鼻、蛙状鼻、鞍鼻。

（3）鼻窦：上颌窦、筛窦、额窦、蝶窦（不能在体表触诊）。

5．口

（1）口唇颜色异常改变及临床意义：见表4-6。

表4-6　口唇颜色异常改变及临床意义

异　常	临床意义
苍白	毛细血管充盈不足或血红蛋白含量降低，见于贫血、虚脱、主动脉瓣关闭不全
深红	血液循环加速、毛细血管过度充盈，见于急性发热性疾病
发绀	去氧血红蛋白增加，见于心力衰竭和呼吸衰竭
口唇干燥并有皲裂	严重脱水
口唇疱疹	单纯疱疹病毒感染，伴发于大叶性肺炎、感冒、流行性脑脊髓膜炎、疟疾
突然发生非炎症性、无痛性肿胀	血管神经性水肿
口唇肥厚增大	黏液性水肿、肢端肥大症、呆小病
口角糜烂	核黄素缺乏症
唇裂	先天性发育畸形

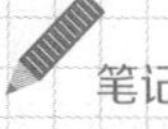

笔记

（2）口腔气味的鉴别：见表4-7。

表4-7　口腔气味鉴别

气　味	临床意义
无特殊气味	健康人
臭味	牙龈炎、龋齿、牙周炎
腥臭味	牙槽脓肿
血腥味	牙龈出血
烂苹果味	糖尿病酮症酸中毒
尿味	尿毒症
肝臭味	肝坏死
组织坏死的臭味	肺脓肿
大蒜味	有机磷农药中毒
有烟酒味	饮酒、吸烟

（3）口腔黏膜：常见异常表现及临床意义如下。①蓝黑色色素沉着斑片：多为原发性慢性肾上腺皮质功能减退症，又称艾迪生（Addison）病。②大小不等的黏膜下出血点或瘀斑：出血性疾病或维生素C缺乏。③若在相当于第二磨牙的颊黏膜处出现帽针头大小白色斑点，称为科氏斑（Koplik spot），又称麻疹黏膜斑，为麻疹的早期特征。④黏膜充血肿胀并伴有小出血点，称为黏膜疹，多为对称性，见于猩红热、风疹和药物中

笔记

毒。⑤鹅口疮（雪口病）为白念珠菌感染。

（4）牙：牙齿呈黄褐色称斑釉牙，为长期饮用含氟量过高的水所致；中切牙切缘呈月牙形凹陷且牙间隙分离过宽，称为哈钦森（Hutchinson）牙，为先天性梅毒的重要体征之一；单纯牙间隙过宽见于肢端肥大症。

（5）牙龈：游离缘蓝灰色点线为铅线，见于铅中毒。

（6）舌：常见异常表现有干燥舌、舌体增大、地图舌、裂纹舌、草莓舌、牛肉舌、镜面舌、毛舌。

（7）扁桃体：肿大分度如下。Ⅰ度不超过咽腭弓；Ⅱ度超过咽腭弓不过中线；Ⅲ度达到或过中线。

6. 颈部血管

（1）正常人立位或坐位时颈外静脉常不显露，平卧或身体成45°时可稍见充盈，充盈的水平仅限于锁骨上缘至下颌角距离的下2/3以内。

（2）颈静脉压升高时，颈静脉明显充盈、怒张或搏动，见于右心衰竭、缩窄性心包炎、心包积液、上腔静脉阻塞综合征。也可见于胸腔、腹腔压力增加时。

（3）颈静脉搏动可见于三尖瓣关闭不全；安静状态下出现颈动脉的明显搏动见于主动脉瓣关闭不全、高血压、甲状腺功能亢进症及严重贫血患者。

7. 甲状腺 甲状腺肿大常见疾病鉴别见表4-8。

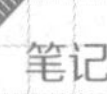

笔记

表4-8 甲状腺肿大常见疾病鉴别

疾 病	特 点
甲状腺功能亢进症	甲状腺肿大，质地柔软；触诊时可有震颤；可能听到“嗡鸣”样血管杂音，是血管增多、增粗、血流增速的结果
单纯性甲状腺肿	腺体肿大很突出；弥漫或结节性；不伴有甲状腺功能亢进症的体征
甲状腺癌	包块可有结节感，不规则、质硬；发展较慢，体积有时不大；甲状腺癌则往往将颈总动脉包绕在癌组织内，触诊时摸不到颈总动脉搏动
慢性淋巴细胞性甲状腺炎又称桥本甲状腺炎	弥漫性或结节性肿大；肿大的炎性腺体可将颈总动脉向后方推移，因而在腺体后缘可以摸到颈总动脉搏动
甲状旁腺腺瘤	甲状旁腺在甲状腺之后，发生腺瘤可使甲状腺突出；检查时腺瘤随吞咽移动；鉴别时应结合甲状旁腺功能亢进症的临床表现

8. 气管

（1）气管移位：“推健拉患”，即占位性病变推向健侧，如大量胸腔积液、气胸、纵隔肿瘤、单侧甲状腺肿大；粘连性病变拉向患侧，如肺不张、肺硬化、胸膜粘连。

（2）气管牵曳征（Oliver征）：主动脉弓动脉瘤时，因为心脏收缩时瘤体膨大将气管压向后下，因而每随心脏搏动可以触到气管的向下拽动。

拓展练习及参考答案

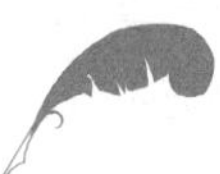

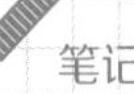

笔记

拓展练习

【填空题】

1. 临床上一般体温升高1℃，呼吸大约增加（　）。
2. 见于伤寒和副伤寒的特征性皮疹为（　）。
3. Virchow淋巴结为（　）的标志。
4. 单侧上睑下垂见于（　）。
5. 正常人瞳孔为（　）。

【判断题】

1. 麻疹黏膜斑为第一磨牙的颊黏膜处帽针头大小白色斑点。
2. 甲状腺肿大超过胸锁乳突肌内缘者为甲状腺Ⅲ度肿大。
3. 满月脸见于库欣综合征及长期应用糖皮质激素者。
4. 端坐呼吸为被动体位。
5. 蝶窦不能在体表进行检查。

【名词解释】

1. 生命体征
2. 落日现象
3. 蜘蛛痣

【选择题】

A型题

1. 关于体温测量正确的是

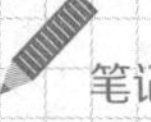

笔记

A. 口测法适用于婴幼儿及神志不清者

B. 腋测法测量体温时腋窝有汗液不必擦干

C. 腋测法正常值为36～37℃

D. 肛测法不用于小儿及神志不清者

E. 肛测法较口测法低0.3～0.5℃

2. 甲状腺功能减退症的面容是

A. 面色苍白，表情疲惫

B. 面色苍黄，颜面水肿，目光呆滞

C. 面色灰褐，额部有褐色色素沉着

D. 面容惊愕，目光闪亮

E. 表情淡漠，反应迟钝，瞬目减少

3. 肺癌最易向下列哪组淋巴结转移

A. 左侧锁骨上窝淋巴结　　B. 右侧锁骨上窝淋巴结　　C. 颈部淋巴结

D. 腹股沟淋巴结　　E. 下颌下淋巴结

4. 呼吸有刺激性蒜味最常见于

A. 一氧化碳中毒　　B. 有机磷农药中毒　　C. 肝昏迷

D. 尿毒症　　E. 糖尿病酮症酸中毒

5. 某患者气促，诊断为右侧大量胸腔积液。该患者多采用何种体位

A. 自主体位　　B. 被动体位　　C. 强迫坐位　　D. 右侧卧位　　E. 左侧卧位

6. 体格检查时，对淋巴结的检查，正确的是

A. 在全身各部分查体后，再系统地检查全身浅表淋巴结

B. 查体一般只能检查身体各部浅表的淋巴结

笔记

C．检查淋巴结应该双手同时触诊

D．肿大淋巴的个数对判断良恶性疾病最重要

E．肿大淋巴结的大小对判断良恶性疾病最重要

7．镜面舌（光滑舌）表现为舌头萎缩、舌体较小，舌面光滑呈粉红色或红色，见于

A．缺铁性贫血、恶性贫血　B．黏液性水肿　C．甲状腺功能亢进症

D．甲状腺功能减退症　E．维生素B_2缺乏

8．诊断甲状腺功能亢进症的特征性改变是

A．甲状腺弥漫、对称肿大　B．甲状腺质地较柔软　C．甲状腺出现结节改变

D．甲状腺可随吞咽动作上下移动　E．触诊有震颤或听诊能听到血管杂音

9．肺不张时，气管

A．向左侧移位　B．向右侧移位　C．无明显移位　D．向患侧移位　E．向健侧移位

10．老年人角膜边缘及周围出现老年环的原因是

A．铜代谢障碍　B．低钙血症　C．维生素A缺乏

D．肿瘤　E．类脂质沉着

B型题

（11 ～ 14题共用选项）

A．阿绍夫小体　B．猪囊尾蚴结节　C．结节性多动脉炎皮下结节

D．奥斯勒（Osler）结节　E．痛风石

11．指尖、足趾、大小鱼际肌部位存在粉红色有压痛的小结节

12．位于关节附近，长骨前端，无压痛，圆形硬质的小结节

13．位于皮下肌肉表面，豆状硬韧可推动的小结，无压痛

14．沿末梢动脉分布的结节

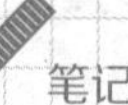

笔记

（15～19题共用选项）

A. 甲状腺癌　B. 甲状旁腺腺瘤　C. 甲状腺功能亢进症

D. 单纯性甲状腺肿　E. 桥本甲状腺炎

15. 肿大的甲状腺质地柔软，触诊时可有震颤，或能听到“嗡鸣”样血管杂音

16. 腺体肿大很突出，可为弥漫性，也可为结节性，无震颤和杂音

17. 肿大的甲状腺有结节感，不规则、质地硬

18. 甲状腺呈弥漫性或结节性肿大，可以触到颈总动脉搏动

19. 甲状腺突出，有甲状旁腺功能亢进症的症状

X型题

20. 原发性肥胖的特点，下列正确的是

A. 摄入热量过多所致　B. 全身脂肪分布不均匀　C. 有遗传倾向

D. 青少年患者可有外生殖器发育迟缓　E. 内分泌疾病

【问答题】

1. 黄疸引起皮肤黏膜黄染的特点有哪些？

2. 试述引起甲状腺肿大常见疾病的鉴别。

参考答案

【填空题】

1. 4次/分

2. 玫瑰疹

3. 胃癌转移

4. 动眼神经麻痹

5. 双侧等大等圆，直径3～4mm，对光反射灵敏

【判断题】

1. × 第二磨牙的颊黏膜处帽针头大小白色斑点。
2. × 超过胸锁乳突肌外缘者为甲状腺Ⅲ度肿大。
3. √
4. × 强迫体位。
5. √

【名词解释】

1. 生命体征 是评价生命活动存在与否及其质量的指标，包括体温、脉搏、呼吸和血压，为体格检查时必须检查的项目。
2. 落日现象 由于颅内压增高，压迫眼球，形成双目下视、巩膜外露的特殊表情。见于脑积水。
3. 蜘蛛痣 皮肤小动脉末端分支性扩张所形成的血管痣，形似蜘蛛，多出现于上腔静脉引流区，如面、颈、上肢、前胸等处，大小不等。蜘蛛痣的出现与肝脏对雌激素的灭活减弱有关，常见于急、慢性肝炎及肝硬化。检查时用棉签等物品压迫蜘蛛痣的中心，其辐射状小血管网立即消失，去除压力后复现。

【选择题】

A型题 1. C 2. B 3. B 4. B 5. D 6. B 7. A 8. E 9. D 10. E

B型题 11. D 12. A 13. B 14. C 15. C 16. D 17. A 18. E 19. B

X型题 20. ACDE

【问答题】

1. 答案见知识点总结（一）2（1）。
2. 答案见表4-8。

笔记

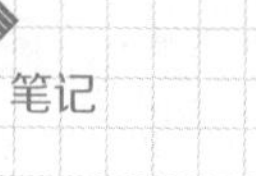

笔记

第5周　肺及胸膜检查

一、考研真题解析

1.（2012年A型题）下列呼吸类型与疾病的关系正确的是

A．精神紧张——深大呼吸　　B．糖尿病酮症——潮式呼吸

C．尿毒症——叹息样呼吸　　D．脑出血——间停呼吸

【答案与解析】1．D。脑出血常为间停呼吸（Biot呼吸），表现为规则呼吸后出现长周期呼吸停止，又开始呼吸，故本题选D。深大呼吸（Kussmaul呼吸）常出现在代谢性酸中毒时，临床上见于糖尿病酮症和尿毒症酸中毒。潮式呼吸（Cheyne-Stokes呼吸），又称陈-施呼吸，是间歇性高通气和呼吸暂停周期性交替的呼吸形式，多见于药物引起的呼吸抑制、脑皮质水平的损伤等。精神紧张常为叹气样呼吸。

（2、3题共用题干）（2013年A型题）

男性，48岁。1个月来气短，呼吸困难，1周来发热、咳嗽，B超发现“右侧大量胸腔积液”。近半年日渐消瘦。查体：体温（T）37.5℃，呼吸（R）21次/分，轻度贫血貌，高枕右侧卧位。

2．该患者胸部叩诊不可能出现的体征是

A．右肺叩诊呈实音　　B．右肺肝界下移

C．右侧肺底移动度消失　　D．心界叩诊向左侧移位

3．该患者胸部听诊不可能出现的体征是

A．左上肺可闻及支气管肺泡呼吸音　　B．右上肺可闻及支气管呼吸音

C．右下肺腋前线部可闻及胸膜摩擦音　　D．右中下肺语音共振消失

【答案与解析】2．B。患者为右侧大量胸腔积液，因此，可出现右侧胸部实变体征，呈现右肺叩诊实音，右侧肺底移动度消失，心界向左侧移位，故第2题选B。3．C。右上肺因积液压迫实变可听到支气管呼吸音、右中下肺的语音共振消失等。而左上肺闻及支气管肺泡呼吸音可见于正常人。由于大量胸腔积液的干扰，右肺肝界特别是腋前线位置常可上升。胸膜摩擦音见于纤维蛋白性胸膜炎，大量胸腔积液患者不可能在积液部位听到胸膜摩擦音，故第3题选C。

4．（2014年A型题）男性，38岁。受凉后出现发热、咳嗽、痰少3天。查体：口周疱疹，右下肺叩浊，可闻及支气管呼吸音，最可能的诊断是

A．肺炎　　B．肺结核　　C．支气管扩张症　　D．肺脓肿

【答案与解析】4．A。肺炎链球菌肺炎好发于青壮年男性，发病前常有受凉、淋雨、疲劳、醉酒、病毒感染史，大多有数日上呼吸道感染的前驱症状。患者口角及鼻周有单纯疱疹，肺实变时有叩诊呈浊音、语音震颤增强及支气管呼吸音等典型体征。故本题选A。

5．（2015年A型题）下列疾病中，可出现抑制性呼吸现象的病因是

A．急性胸膜炎　　B．支气管哮喘　　C．糖尿病酮症　　D．充血性心力衰竭

笔记

笔记

【答案与解析】 5．A。抑制性呼吸指胸部发生剧烈疼痛所致的吸气相突然中断，呼吸运动短暂地突然受到抑制的一种呼吸，患者表情痛苦，呼吸较正常浅而快。常见于急性胸膜炎、胸膜恶性肿瘤、肋骨骨折及胸部外伤等。故本题选A。支气管哮喘属于呼气性呼吸困难，表现为呼气费力、呼气缓慢、呼吸时间明显延长，常伴呼气期哮鸣音。糖尿病酮症临床上表现为深大呼吸（Kussmaul呼吸）。充血性心力衰竭属于心源性呼吸困难，表现为端坐呼吸。

（6、7题共用题干）（2018年A型题）

男性，21岁。2小时前进行举重训练，在用力举起杠铃时突发左胸痛，随即出现进行性呼吸困难、出汗、心悸，急送校医院。查体：脉搏微弱，频率120次/分，呼吸浅而快，频率24～30次/分，BP 90/60mmHg，神清，烦躁不安，高枕右侧卧，口唇轻度发绀，颈静脉怒张。

6．患者应考虑的主要疾病是

A．肺气肿　　B．气胸　　C．肺栓塞　　D．急性胸膜炎

7．下列最能支持患者主要疾病的体征是

A．气管左偏　　B．左肺叩浊、呼吸音减弱

C．左肺呼吸音消失　　D．双肺叩诊过清音

【答案与解析】 6．B。该患者为青年男性，持重物后突发左胸痛，随即出现进行性呼吸困难、出汗、心悸、心率快、呼吸浅快、血压低、神清、烦躁不安、高枕右侧卧、口唇发绀、颈静脉怒张，故患者最可能发生左侧大量胸腔积气诊断为气胸，故选B。肺

笔记

气肿多见于老年人，合并慢性支气管炎，一般无胸痛，且呼吸困难多为长期缓慢进行性加重。肺栓塞患者多见于老年人，有栓塞高危因素，突发呼吸困难、胸痛、咯血、晕厥等症状。急性胸膜炎起病缓，以胸痛和呼吸浅快为主要表现。7. C。左侧气胸的患者气管右偏，少量胸腔积气患者患侧呼吸音减弱，大量胸腔积气患者患侧呼吸音消失，患侧叩诊过清音或鼓音。该患者出现呼吸浅快、血压低，故该患者患侧呼吸音消失，选C。

8.（2019年A型题）鉴别胸膜摩擦音与心包摩擦音最关键的要点是

A．听诊的部位不同　　B．与呼吸运动的关系

C．与体位的关系　　D．摩擦音的性质

【答案与解析】 8．B。心包摩擦音与心脏搏动频率一致，屏气时摩擦音仍存在，可据此与胸膜摩擦音相鉴别。胸膜摩擦音最常听到的部位是前下侧胸壁，心包摩擦音在心前区或胸骨左缘3、4肋间最响亮。胸膜摩擦音可随体位的变动消失或复现，坐位或卧位明显，而心包摩擦音在坐位前倾明显。胸膜摩擦音声音性质差别很大，有的声音柔软细微，如丝织物的摩擦声，有的声音粗糙，如搔抓声、沙沙声、踏雪或握雪的声音；心包摩擦音类似纸张摩擦的声音。其余三项均不是二者主要鉴别点，故本题选B。

9.（2020年A型题）男性，35岁。反复发作性喘息伴流涕5年，均在每年春季发作。1天前去花鸟商店后再次发作喘息，较前严重，不能平卧，伴大汗，呼吸困难，意识模糊，来院急诊。诊断支气管哮喘急性发作期，重度。该患者喘息急性发作时的呼吸困难类型是

A．吸气性呼吸困难　　B．呼气性呼吸困难

笔记

C．混合性呼吸困难　　　　D．心源性呼吸困难

【答案与解析】 9．B。该患者为年轻男性，有反复发作史，1天前接触变应原后哮喘急性发作严重并伴意识模糊，此时的呼吸困难为下呼吸道小气道痉挛导致的气道狭窄，出现呼气费力，呼气时间明显延长，属于呼气性呼吸困难，故选B。吸气性呼吸困难表现为吸气显著费力，严重者吸气时可见“三凹征”，亦可伴干咳及高调吸气性喉鸣，表现为喉部、气管、大支气管的狭窄与阻塞。混合性呼吸困难表现为吸气期及呼气期均感呼吸费力，呼吸频率增快、深度变浅，可伴有呼吸音异常或病理性呼吸音，常见于重症肺炎、重症肺结核、大面积肺栓塞、弥漫性肺间质疾病、大量胸腔积液、气胸、广泛性胸膜增厚等。

10.（2022年A型题）下列疾病中最常出现叹息样呼吸的是

A．巴比妥类药物中毒　　　　B．脑膜炎

C．胸腔积液　　　　D．神经官能症

【答案与解析】 10．D。叹息样呼吸表现为在一段正常呼吸节律中插入一次深大呼吸，并常伴有叹息声。发生机制多为功能性改变，见于神经衰弱、精神紧张或抑郁症，故选D。

二、知识点总结

本周知识点考点频率统计见表5-1。

笔记

表5-1　肺及胸膜检查考点频率统计表（2012—2022年）

年份	视诊				触诊			叩诊			听诊			
	呼吸运动	呼吸频率	呼吸深度	呼吸节律	胸廓扩张度	语音震颤	胸膜摩擦感	叩诊音	肺界	肺下界移动范围	呼吸音	啰音	语音共振	胸膜摩擦音
2022				√										
2021														
2020	√													
2019														√
2018		√	√					√			√			
2017														
2016		√									√	√		
2015				√										
2014								√			√			
2013		√						√		√	√	√	√	√
2012		√	√	√										

（一）视诊

1. 呼吸运动

（1）腹式呼吸和胸式呼吸的比较：见表5-2。

笔记

表 5-2　两种呼吸运动的比较

比　较	腹式呼吸	胸式呼吸
不同点	以膈肌运动为主	以肋间肌的运动为主
	正常男性和儿童以腹式呼吸为主	女性以胸式呼吸为主
相同点	两种呼吸运动均不同程度同时存在	

（2）呼吸运动发生改变：①胸式呼吸减弱而腹式呼吸增强常见于一些胸部疾病。②腹式呼吸减弱而胸式呼吸增强常见于一些腹部疾病及妊娠晚期。

（3）吸气性呼吸困难和呼气性呼吸困难的比较：见表5-3。

表 5-3　两种呼吸困难特点的比较

吸气性呼吸困难	呼气性呼吸困难
吸气时间延长	呼气时间延长
三凹征（吸气时胸骨上窝、锁骨上窝及肋间隙凹陷）	呼气时肋间隙膨隆
常见于大气道阻塞，如气管肿瘤、异物等	常见于小气道阻塞，如支气管哮喘、慢性阻塞性肺疾病等

2. 呼吸频率　变化与常见原因见表5-4。

笔记

表5-4 不同呼吸频率的常见原因

呼吸变化	频率（次/分）	病因
正常成人静息状态	12～20	—
呼吸过速	＞20	发热、疼痛、贫血、甲状腺功能亢进症、心力衰竭等。一般体温升高1℃，呼吸频率增加4次/分
呼吸过缓	＜12	麻醉药或镇静药过量，颅内压增高等

3. 呼吸深度

（1）呼吸浅快：见于肺部疾病（如肺炎、胸膜炎胸腔积液和气胸等）、呼吸肌麻痹、严重鼓肠、腹水和肥胖等。

（2）呼吸深快：见于以下情况。①剧烈运动时：机体供氧量增加需要增加肺内气体交换。②情绪激动或过度紧张时：过度通气，动脉血二氧化碳分压降低，引起呼吸性碱中毒，患者常感口周及肢端发麻，严重者可发生手足搐搦及呼吸暂停。③严重代谢性酸中毒时：通过肺排出二氧化碳进行代偿，以调节细胞外酸碱平衡，见于糖尿病酮症酸中毒和尿毒症酸中毒等，称为库斯莫尔（Kussmaul）呼吸。

4. 呼吸节律

（1）正常：均匀而整齐。

（2）异常：如潮式呼吸［又称陈－施（Cheyne-Stokes）呼吸］、间停呼吸［又称比奥（Biot）呼吸］、抑制性呼吸、叹气样呼吸等。①潮式呼吸与间停呼吸特点的比较见表5-5。②抑制性呼吸：为胸部发生剧烈疼痛所致的吸气相突然中断，表现为呼吸运动短暂

笔记

地突然受到抑制，患者表情痛苦，呼吸较正常浅而快。常见于急性胸膜炎、胸膜恶性肿瘤、肋骨骨折及胸部严重外伤等。③叹气样呼吸：表现为在一段正常呼吸节律中插入一次深大呼吸，并常伴有叹息声。发生机制多为功能性改变，见于神经衰弱、精神紧张或抑郁症。

表5-5　潮式呼吸及间停呼吸特点的比较

比　较	潮式呼吸	间停呼吸
不同点	“有呼吸”时段呼吸变化似潮水涨落由浅慢逐渐变为深快，再由深快转为浅慢	“有呼吸”时段为规律呼吸
	也可见于正常老年人深睡眠时（脑供血不足）	较潮式呼吸更严重，常发生于临终前
相同点	周期性呼吸节律改变（周期表现为“有呼吸”时段＋“呼吸暂停”时段）	
	发生机制均为呼吸中枢兴奋性降低，均常见于中枢神经系统疾病	

（二）触诊

1. 胸廓扩张度　一侧胸廓扩张受限，见于大量胸腔积液、气胸、胸膜增厚和肺不张等。

2. 语音震颤

（1）定义：语音震颤又称触觉震颤，指被检查者发出语音时，声波起源于喉部，沿气管、支气管及肺泡，传到胸壁所引起共鸣的振动，可由检查者的手在胸壁触及。

（2）生理情况下，语音震颤的强弱差异如下。成人＞儿童、男性＞女性、消瘦者＞

肥胖者；前胸上部＞前胸下部、右胸上部＞左胸上部。

（3）影响语音震颤强弱的主要病理因素如下。①气道通畅性：支气管阻塞（如阻塞性肺不张）时，语音震颤减弱。②胸内传导介质：当肺泡内含气量过多（如慢性阻塞性肺疾病）时，语音震颤减弱；肺泡内炎症浸润致肺组织实变（如大叶性肺炎实变期、大片肺梗死等），接近胸膜的肺内巨大空腔声波在空洞内产生共鸣（如空洞型肺结核、肺脓肿等）的情况下，语音震颤增强。③气道到胸壁距离：当大量胸腔积液或气胸、胸膜显著增厚粘连、胸壁皮下气肿时，语音震颤减弱。

3. 胸膜摩擦感 正常情况无胸膜摩擦感。当急性胸膜炎时，纤维蛋白沉着于两层胸膜，使其表面变得粗糙，呼吸时脏胸膜和壁胸膜相互摩擦，可触及如皮革相互摩擦的感觉。

（1）触诊位置：胸廓的下前侧部。

（2）触诊时相：呼气相、吸气相均可触及，吸气相末尤其明显。

（3）鉴别：胸膜摩擦感在屏气后会消失；心包摩擦感屏气后不消失。胸膜摩擦感咳嗽后不消失，空气通过气道黏稠渗出物产生的震动感咳嗽后可消失。

（4）注意：胸膜摩擦感消失有可能提示病情好转，原因是胸膜腔内纤维蛋白完全吸收；也有可能提示病情加重，是胸腔积液增多所致。

（三）叩诊

1. 叩诊音 肺野正常叩诊音为清音。

2. 肺界

（1）肺上界：用于检查肺尖宽度，又称克勒尼希（Kronig）峡。①正常：4～6cm，右侧＜左侧。②肺上界下移常见于肺结核；肺上界上移常见于COPD。

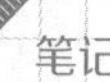

笔记

（2）肺下界：①正常平静呼吸时分别位于锁骨中线、腋中线、肩胛线上的第6、8、10肋间隙。②肺下界降低见于慢性阻塞性肺疾病、腹腔内脏下垂；肺下界升高见于肺不张、腹内压升高使膈上升。

（3）肺下界的移动范围：相当于呼吸时膈肌的移动范围。①正常围范是6～8cm。②肺下界移动度减弱见于肺组织弹性消失（如COPD）、肺组织萎缩（如肺不张和肺纤维化）、肺组织炎症和水肿。③肺下界移动度消失见于胸腔大量积液、积气，以及广泛胸膜增厚粘连，膈神经麻痹。

（四）听诊

1. 呼吸音

（1）正常呼吸音的比较：见表5-6。

表5-6 各种正常呼吸音的比较

呼吸音	声音描述	机　制	强　度	时　相	正常听诊部位
气管呼吸音	—	空气进出气管	极响	吸≈呼	胸外气管
支气管呼吸音	ha	气流在大气道形成湍流	响亮	吸1呼3	喉部、胸骨上窝、$C_{6\sim7}$、$T_{1\sim2}$
支气管肺泡呼吸音	fu-fu		中等	吸≈呼	胸骨两侧1～2肋间隙、肩胛间区$T_{3\sim4}$、肺尖前后
肺泡呼吸音	fu-fu	空气冲击肺泡	柔和	吸3呼1	大部分肺野

（2）异常呼吸音：种类及其发生原因如下。①异常肺泡呼吸音：呼吸音增强可发生

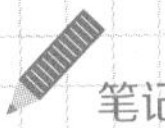
笔记

在双侧或单侧肺（双侧见于运动、贫血、酸中毒，单侧见于代偿）；呼吸音减弱及消失见于胸廓活动受限、呼吸肌疾病、支气管阻塞、肺不张、腹部疾病；呼气音延长见于呼气性呼吸困难，如支气管哮喘、COPD；断续性呼吸音又称齿轮呼吸音，见于肺结核、肺炎，需与寒冷时出现的断续性肌肉收缩的附加音鉴别，后者与呼吸运动无关，屏气后仍然存在；粗糙性呼吸音见于支气管或肺部炎症早期，因气道不光滑。②在正常肺泡呼吸音部位听到支气管呼吸音或支气管肺泡呼吸音均为异常，均因病变导致呼吸音传导增强所致，见于肺实变、肺内大空腔、压迫性肺不张、胸腔积液等。

2. **啰音** 是呼吸音以外的附加音，正常情况下并不存在。分为湿啰音及干啰音，湿啰音及干啰音的比较见表5-7。

表5-7 湿啰音及干啰音的比较

比　较	湿啰音	干啰音
产生机制	气体通过气道分泌物（水泡音）	气道狭窄或部分阻塞，空气形成湍流
时相	吸气时，连续多个出现	呼气时明显
特点	部位恒定，性质不易变	部位易变，强度、性质易变
分类	粗、中、细湿啰音，捻发音*	鼾音（大气道、低调）、哨笛音（小气道、高调）

注：*啰音均为病理现象，但捻发音则因吸气末气流冲开陷闭的细支气管和肺泡壁产生，常见于细支气管和肺泡炎症或充血，也可见于正常老年人或长期卧床患者肺底部。

3. **语音共振** 产生机制、临床意义均与语音震颤相同。常见语音共振异常情况的

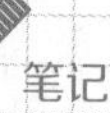
笔记

比较见表5-8。

表5-8 常见语音共振异常情况的比较

比较		耳语音	支气管语音	胸语音	羊鸣音
不同点	发音	耳语yi-yi-yi	yi-yi-yi	yi-yi-yi	yi-yi-yi
	听音	yi-yi-yi	强yi-yi-yi	更强yi-yi-yi	a-a-a
	病变	肺实变	肺实变	大范围肺实变	胸腔积液
相同点		产生机制均为病变导致传导增强			

4. **胸膜摩擦音** 产生机制、临床意义均与胸膜摩擦感相同。注意体格检查时胸膜摩擦音比胸膜摩擦感更敏感。

拓展练习及参考答案

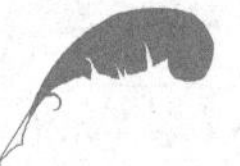

拓展练习

【填空题】

1. 潮式呼吸和间停呼吸的发生机制是由于（ ）的兴奋性降低，多发生于（ ）系统疾病。
2. 肺上界即肺尖的上界，正常人肺尖区宽度为（ ）。肺气肿时，肺上界（ ）；肺尖结核时，肺上界（ ）。
3. 正常人两侧肺下界大致相同，平静呼吸时位于锁骨中线第（ ）肋间隙、腋中线第（ ）肋间隙、肩胛线（ ）肋间隙。

笔记

4. 正常呼吸音有四种，即（ ）、（ ）、（ ）和（ ）。

5. 胸腔积液时，患侧语音震颤（ ），叩诊（ ），听诊呼吸音（ ）、语音共振（ ）。

【判断题】

1. 呼吸过速指呼吸频率大于18次/分，见于发热、疼痛、贫血、甲状腺功能亢进症及心力衰竭等。
2. 胸腔积液、肺不张、气胸时，患侧呼吸动度减弱，健侧代偿性增强；而肺气肿和酸中毒时双侧呼吸动度减弱。
3. 干啰音持续时间长，其强度、性质和部位不易变，但瞬间内数量可有明显增减。
4. 异常支气管呼吸音的听诊部位为胸骨上窝、喉部及背部第6、7颈椎。
5. 肺不张时患侧呼吸动度减弱，语音震颤增强，叩诊呈浊音，听诊可闻及湿啰音。

【名词解释】

1. 三凹征
2. Kussmaul呼吸
3. 语音震颤

【选择题】

A型题

1. 成人呼吸频率低于12次/分，称为

A. 潮式呼吸　B. 呼吸过缓　C. 叹息样呼吸
D. 深长呼吸　E. 间停呼吸

2. 关于Cheyne-Stokes呼吸，正确的是

A. 呼吸运动的异常　B. 呼吸频率的改变　C. 呼吸深度的改变
D. 可见于老年人熟睡时　E. 与叹息样呼吸的临床意义相同

3. 下列哪种病变不会出现浊音

笔记

A. 肺气肿　B. 肺炎　C. 肺脓肿
D. 肺结核　E. 肺肿瘤

4. 患者表现为明显的吸气性呼吸困难，伴有三凹征，常见于
A. 支气管肺炎　B. 支气管哮喘　C. 气管异物
D. 阻塞性肺气肿　E. 肺结核

5. 气胸时不会出现的体征是
A. 患侧呼吸运动减弱　B. 气管移向对侧　C. 患侧语音震颤增强
D. 病变侧呼吸音消失　E. 病变侧变为鼓音

6. 男性，20岁。低热5天，右侧胸痛，深呼吸时加剧。查体：右肺呼吸音稍减弱，并闻及胸膜摩擦音。最可能的诊断为
A. 流行性胸痛　B. 肋间神经痛　C. 纤维素性胸膜炎
D. 渗出性胸膜炎　E. 肺炎链球菌肺炎

7. 某患者查体所见：右侧胸廓饱满，呼吸运动减弱，语音震颤消失，叩诊呈实音，呼吸音消失，气管向左侧移位。此体征符合
A. 左侧肺不张　B. 右胸腔积液　C. 右下大叶性肺炎
D. 右侧气胸　E. 右侧肺不张

8. 下列啰音中哪种可见于正常人
A. 哨笛音　B. 粗细湿啰音　C. 捻发音
D. 鼾音　E. 中湿啰音

9. 听到异常支气管呼吸音以下不正确的是
A. 肺组织实变　B. 肺内大空腔　C. 压迫性肺不张
D. 阻塞性肺不张　E. 以上都不是

笔记

B型题

（10～13题共用选项）

A．呼吸与脉搏之比为1∶4　B．气管异物　C．尿毒症酸中毒
D．急性胸膜炎　E．支气管哮喘

10．吸气性呼吸困难出现于
11．呼气性呼吸困难出现于
12．抑制性呼吸出现于
13．正常成人静息状态下

（14～18题共用选项）

A．纤维素性胸膜炎　B．大量胸腔积液　C．肺脓肿
D．肺气肿　E．支气管阻塞性肺炎

14．语音震颤增强的是
15．有胸膜摩擦感的是
16．患侧胸廓饱满的是
17．一侧语音震颤消失的是
18．双侧语音震颤减弱的是

X型题

19．可导致肺下界上升的因素有

A．肺气肿　B．腹腔肿瘤　C．肝大
D．肺萎缩　E．脾大

20．左侧大量气胸下列体征中正确的是

A．气管向右移位　B．左侧胸廓饱满　C．左侧呼吸音消失

笔记

D．左侧叩诊呈浊音　　E．左侧语音震颤减弱

【问答题】

1．简述语音震颤增强或减弱的临床意义。

2．试述异常支气管呼吸音的含义及其临床意义。

参考答案

【填空题】

1．呼吸中枢；中枢神经

2．5cm；变宽；变窄或叩诊呈浊音

3．6；8；10

4．气管呼吸音；支气管呼吸音；支气管肺泡呼吸音；肺泡呼吸音

5．减弱；浊音或实音；消失；减弱

【判断题】

1．×　呼吸频率大于24次/分。

2．×　酸中毒时双侧呼吸动度增强。

3．×　性质、强度和部位均易变。

4．×　为正常支气管呼吸音听诊部位。

5．×　语音震颤减弱或消失，听诊无湿啰音。

【名词解释】

1．三凹征　上呼吸道部分阻塞患者，因气流不能顺利进入肺，故当吸气时呼吸肌收缩，造成肺内负压极度增高，从而引起胸骨上窝、锁骨上窝和肋间隙向内凹陷，称为三凹征。

2．Kussmaul呼吸　严重代谢性酸中毒时，出现深而慢的呼吸，常见于糖尿病酮症酸中毒和尿毒症酸

笔记

中毒等，此种深长的呼吸被称为Kussmaul呼吸。

3. 语音震颤　为被检查者发出语音时，声波起源于喉部，沿气管、支气管及肺泡，传到胸壁所引起共鸣的振动，可由检查者的手触及，又称为触觉语颤。

【选择题】

A型题　1. B　2. D　3. A　4. C　5. C　6. D　7. C　8. B　9. C

B型题　10. B　11. E　12. D　13. A　14. C　15. A　16. B　17. E　18. D

X型题　19. BCDE　20. ABCE

【问答题】

1. 答案见知识点总结（二）2（3）。

2. 答案如下：在正常肺泡呼吸音部位听到支气管呼吸音，则为异常支气管呼吸音，或称为管样呼吸音。常由下列因素引起：肺组织实变、肺内大空腔、压迫性肺不张。

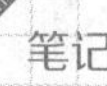
笔记

第6周　心脏及血管检查

一、考研真题解析

1.（2012年X型题）临床可出现奇脉的疾病有

A．支气管哮喘急性发作　　B．自发性气胸

C．限制型心肌病　　D．心包积液

【答案与解析】 1．AD。奇脉是指吸气时脉搏显著减弱或消失，是吸气时左心室每搏输出量减少所致，又称吸停脉。常见于大量心包积液、缩窄性心包炎、右心衰竭、肺气肿和严重支气管哮喘等疾病。故选AD。

2.（2013年A型题）关于二尖瓣狭窄心尖部舒张期杂音听诊特点的叙述，正确的是

A．多为递增递减型　　B．为全舒张期

C．向剑突方向传导　　D．强度不受呼吸影响

【答案与解析】 2．D。根据最新版教材，二尖瓣狭窄特征性的杂音为心尖区舒张中晚期低调的隆隆样杂音，呈递增型，局限，左侧卧位明显，运动或用力呼气可使其增强，常伴舒张期震颤。当呼气时，肺血管收缩，更多的血液流入左心房，而当二尖瓣狭窄发生时，舒张期血液不能快速流入左心室，就会导致左心房充血，在呼气时，二尖瓣狭窄患者的左心房充血会加剧，从而使杂音加剧。此题无正确选项。若按照《诊断学》

笔记

（第7版）教材，杂音强度不受呼吸影响，故选D。

3.（2013年A型题）下列临床上常见出现脉压减小的病变，不正确的是

A．心包积液　　　　　　　　　　B．心力衰竭

C．主动脉瓣狭窄　　　　　　　　D．重度二尖瓣关闭不全

【答案与解析】3．D。重度二尖瓣关闭不全并不影响左心室每搏输出量，一般不会导致脉压减小，故选D。心包积液导致心脏舒张受限，右心室充盈不足，左心室收缩，每搏输出量减少，使收缩压下降。心力衰竭及主动脉瓣狭窄同样由于每搏输出量减少，收缩压下降，因此临床可显示脉压减小。

4.（2014年A型题）测量血压方法的注意事项，下列说法正确的是

A．被检者测前安静休息并停止吸烟5～10分钟

B．仰卧位时，被测的右上肢平放于腋中线水平

C．袖带下缘位于肘窝横纹处

D．袖带内充气应至肱动脉搏动音消失为止

【答案与解析】4．B。测量血压前，被检查者半小时内禁烟、禁咖啡、排空膀胱，安静环境下在有靠背的椅子安静休息至少5分钟，故排除A。取坐位（特殊情况下可以取仰卧位或站立位）测血压，被检查者上肢裸露伸直并轻度外展，肘部置于心脏同一水平，并且上肩应有支持（置于桌上）。将气袖均匀紧贴皮肤缠于上臂，使其下缘在肘窝以上约2.5cm，气袖中央位于肱动脉表面，故排除C。检查者触及肱动脉搏动后，将听诊器体件置于搏动上准备听诊。然后向袖带内充气，边充气边听诊，待肱动脉搏动声消失，再升高30mmHg后，缓慢放气（2～6mmHg/s），故排除D。双眼随汞柱下降，平

笔记

视汞柱表面，根据听诊结果读出血压值。故本题选B。

5.（2014年A型题）在下列选项中，对诊断左心衰竭最有价值的体征是

A．肺部湿啰音　　B．第一心音减弱　　C．收缩中期喀喇音　D．舒张期奔马律

【答案与解析】5．D。慢性左心衰竭的患者一般有心脏扩大及相对二尖瓣关闭不全的反流性杂音、肺动脉瓣区第二心音亢进及心尖区舒张期奔马律。其中，心尖区舒张期奔马律是诊断左心衰竭最有意义的体征。故本题选D。

（6、7题共用题干）（2014年A型题）

男性，72岁。因胸痛24小时，诊断为急性前壁心肌梗死入院，按常规接受药物治疗。入院后第4天，患者再次感觉心前区疼痛，持续约30分钟。查体：心尖部内侧可闻及收缩中晚期高调、短促附加音伴收缩晚期杂音，与呼吸运动无关。

6．该患者新出现的附加音最可能是

A．心包摩擦音　　B．开瓣音　　C．喀喇音　　D．第四心音

7．出现该附加音最可能的病因是

A．心力衰竭　　B．渗出性心包炎　　C．二尖瓣脱垂　　D．心室壁瘤

【答案与解析】6、7．C、C。该患者为老年男性，4天前由于急性前壁心肌梗死入院。心肌梗死最常见的并发症是乳头肌功能失调或断裂。二尖瓣乳头肌因缺血、坏死等使收缩功能发生障碍，造成不同程度的二尖瓣脱垂并关闭不全，故第7题选C；心尖区出现收缩中晚期喀喇音和吹风样收缩期杂音，故第6题选C；可引起心力衰竭。渗出性心包炎可闻及心包摩擦音。

笔记

8.（2016年A型题）女性，32岁。患特发性肺动脉高压，可能出现的体征是

A. 心尖搏动呈抬举样　　B. 心尖搏动向左侧移位

C. 心尖部可闻及收缩期杂音并向左腋下传导　　D. 心底部第二心音逆分裂

【答案与解析】 8. B。①肺动脉高压容易导致右心室肥厚，表现为心尖博动向左侧移位，三尖瓣区可出现收缩期杂音，故本题选B。②心尖搏动呈抬举样是左心室肥厚的特点。③心尖部可闻及收缩期杂音并向左腋下传导见于二尖瓣关闭不全。④心底部第二心音逆分裂见于左心衰竭、主动脉瓣狭窄或高血压等疾病。

9.（2017年A型题）患者剑突下可见搏动，在深吸气后明显，最可能的临床意义是

A. 腹主动脉瘤　　B. 肝血管瘤　　C. 右心室扩大　　D. 左心室室壁瘤

【答案与解析】 9. C。剑突下搏动可能是右心室收缩期搏动，也可能是腹主动脉搏动。病理情况下前者可见于肺源性心脏病右心室肥大者，后者常由腹主动脉瘤引起。鉴别搏动来自右心室或腹主动脉的方法是观察患者深吸气后剑突下搏动强度的变化，搏动增强为右心室搏动，减弱则是腹主动脉。故本题选C。

10.（2018年A型题）可能在心尖部听到舒张期隆隆样杂音的病变是

A. 动脉导管未闭　　B. 室间隔缺损

C. 主动脉瓣关闭不全　　D. 肺动脉瓣关闭不全

【答案与解析】 10. C。主动脉瓣关闭不全时可在胸骨右缘第2或左缘第3肋间闻及舒张期叹气样杂音，向心尖区传导。反流明显者，常在心尖区闻及柔和低调的隆隆样舒张期杂音，即奥斯汀·弗林特（Austin-Flint）杂音。故本题选C。动脉导管未闭产生的杂音为胸骨左缘第2肋间连续性机械样杂音。室间隔缺损产生的杂音为胸骨左缘第3～4

笔记

肋间全收缩期杂音伴震颤。肺动脉瓣关闭不全产生杂音为胸骨左缘第2肋间叹气样舒张早期杂音。

11.（2018年X型题）心脏压塞的主要体征有

A．奇脉　　B．心界扩大

C．血压下降，脉压增大　　D．心率加快，心音减弱

【答案与解析】 11．ABD。大量心包积液可引起急性心脏压塞，可表现为窦性心动过速、奇脉、血压下降、脉压变小、静脉压明显升高。如果心输出量显著下降，可造成急性循环衰竭和休克。心脏压塞时心尖搏动减弱，位于心浊音界左缘的内侧或不能扪及。心脏叩诊浊音界向两侧增大，皆为绝对浊音区。故本题选ABD。

（12～14题共用题干）（2020年A型题）

女性，28岁。来院查体，既往有反复扁桃体炎史。查体：体温（T）36.2℃，脉搏（P）78次/分，呼吸（R）16次/分，血压（BP）120/70mmHg。双侧扁桃体Ⅱ度肿大，双肺（-），心尖搏动位于左侧第5肋间锁骨中线上，心律整齐，心尖部可闻及舒张期隆隆样杂音，左侧卧位时杂音更明显。

12．该患者心脏存在的器质性病变是

A．二尖瓣狭窄　　B．肺动脉瓣狭窄　　C．三尖瓣狭窄　　D．主动脉瓣狭窄

13．该患者听诊还可能出现的体征是

A．心尖部第一心音减弱　　B．心尖部第一心音增强

C．心底部第二心音减弱　　D．心底部第二心音逆分裂

笔记

14．患者突发心悸。体格检查：P 85次/分，BP 110/70mmHg，双肺（－），心率102次/分，心律不齐。此时该患者心尖部杂音听诊结果是

A．无改变　　B．舒张早期增强　　C．舒张晚期消失　　D．舒张早期消失

【答案与解析】12．A。该患者为年轻女性，既往有反复扁桃体炎病史，查体双侧扁桃体Ⅱ度肿大，心尖搏动在左侧第5肋间锁骨中线上缘（心尖无移位），心尖区可闻及舒张期隆隆样杂音，左侧卧位杂音明显，根据该患者的病史、临床表现和体征，最可能的诊断是二尖瓣狭窄。故第12题选A。三尖瓣狭窄是胸骨左缘第4、5肋间舒张期杂音，杂音时间短且在吸气时增强。肺动脉瓣狭窄典型的心脏杂音为胸骨左缘第2肋间收缩期喷射样杂音。主动脉瓣狭窄典型的心脏杂音为胸骨右缘第2肋间或左缘第3肋间收缩期杂音。13．B。二尖瓣狭窄时，在心尖区多可闻及第一心音增强，并可闻及开瓣音。故第13题选B。14．C。二尖瓣狭窄的患者出现心律不齐、脉搏短绌，考虑出现了心房颤动。心房颤动时，心房收缩力减弱，无法将剩余血液快速排出，故舒张晚期杂音减弱甚至消失。故第14题选C。

15．（2021年A型题）女性，46岁。因活动后心前区疼痛2个月，每次自含硝酸甘油无效来诊。既往有高血压病，关节炎病史。查体：P 80次/分，BP 160/85mmHg，体重指数（BMI）35kg/m^2，甲状腺无肿大，双肺（－），心界向左扩大，心律整齐，心尖部S_1减弱，可闻及舒张早中期隆隆样杂音，胸骨左缘第3肋间可闻及舒张期叹气样杂音，双下肢水肿（＋/－）。导致该患者心前区疼痛的最主要病因是

A．冠心病、高血压病　　B．肥厚型心肌病

C．二尖瓣狭窄　　D．主动脉瓣关闭不全

笔记

【答案与解析】 15. D。该患者为中年女性，既往高血压、关节炎病史（考虑为风湿性关节炎），现出现脉压增大、S_1减弱，闻及心尖区舒张期杂音，胸骨左缘第3肋间舒张期杂音，诊断为主动脉瓣关闭不全，存在心肌缺血时可有胸痛等心绞痛症状。故本题选D。

（16、17题共用题干）（2022年A型题）

女性，25岁。宫内孕38周，1周来心悸，平卧位明显气促，双下肢水肿来院，既往有心肌炎病史。查体：P 120次/分，R 18次/分，BP 140/90mmHg。高枕卧位，双肺叩诊清音，听诊正常，心尖搏动点位于第4肋间左锁骨中线外1.0cm，闻及第三心音，未闻及杂音，肝脾触诊不满意，宫底位于剑突下4cm，下肢凹陷性水肿（++）。

16. 该孕妇体检诊断不正确的是

A. 心动过速　　B. 高血压　　C. 心脏扩大　　D. 正常第三心音

17. 该孕妇出现第三心音的原因是

A. 心室舒张期负荷重　　B. 心率过快

C. 心脏扩大　　D. 心力衰竭

【答案与解析】 16. D。正常第三心音常见于正常青少年，心率不增快；病理性第三心音心率增快，该患者为病理性第三心音奔马律。故第16题选D。17. A。一般认为第三心音奔马律（舒张早期奔马律）是心室舒张期负荷过重，心肌张力减低与顺应性减退，导致心室舒张，血液充盈引起室壁振动，提示有严重器质性心脏病，比如心力衰竭、重症心肌炎等。根据患者病史，这两种情况都有可能，所以A和D都是正确选项，但标准答案是A。

二、知识点总结

本周知识点考点频率统计见表6-1。

表6-1　心脏及血管检查考点频率统计表（2012—2022年）

年　份	视　诊	触　诊	叩　诊	听　诊	血管检查
2022		√	√	√	
2021			√	√	
2020		√	√	√	
2019				√（见第5周真题）	
2018			√	√	√
2017	√				
2016	√	√		√	
2015					
2014				√	√
2013				√	√
2012					√

笔记

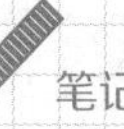
笔记

（一）心脏视诊

1. 胸廓畸形

（1）心前区隆起：①胸骨下段及胸骨左缘第3、4、5肋间的局部隆起，见于右心室肥大（如法洛四联症、肺动脉瓣狭窄、儿童期风湿性心脏病引起的二尖瓣狭窄）、儿童期慢性心包炎。②胸骨右缘第2肋间及其附近局部隆起，见于主动脉弓动脉瘤、升主动脉扩张（常伴收缩期搏动）。

（2）鸡胸、漏斗胸、脊柱畸形。

2. 心尖搏动

（1）正常位置：正常成人心尖搏动位于第5肋间，左锁骨中线内侧0.5～1.0cm，搏动范围为2.0～2.5cm。

（2）移位：①体位因素，常见有仰卧略上移，左侧卧位稍左移，右侧卧位稍右移。②横膈上移，见于肥胖、小儿、妊娠、大量腹水，此时横膈位置较高，心脏呈横位，心尖搏动向上外移，可在第4肋间左锁骨中线外。③横膈下移，见于体型瘦长者、肺气肿，此时心脏呈垂位，心尖搏动移向内下，可达第6肋间。④心脏因素见表6-2。⑤纵隔因素导致的移位方向判断同气管移位。⑥右位心，此时心尖搏动位于右侧胸壁，见于先天性右位心。

（3）强度与范围改变：可受生理性和病理性因素影响。①生理性：减弱或缩小见于胸壁肥厚、乳房悬垂、肋间隙狭窄；增强或扩大见于胸壁薄、肋间隙增宽、剧烈运动、情绪激动。②病理性：增强见于心肌收缩力增强（如高热、严重贫血、甲状腺功能亢进症）；减弱见于心肌收缩力减弱（如扩张型心肌病、急性心肌梗死）、心包积液、肺气

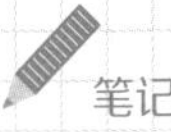

笔记

肿等。

（4）负性心尖搏动：心脏收缩时，心尖部胸壁搏动内陷。见于粘连性心包炎或重度右心室肥厚所致的心脏顺钟向转位。

3. 心前区搏动

（1）胸骨左缘第3、4肋间搏动：见于先天性心脏病所致的右心室肥厚，如房间隔缺损。

（2）剑突下搏动：①右心室收缩期搏动，见于肺源性心脏病右心室肥大。②腹主动脉搏动，由腹主动脉瘤引起。两者鉴别方法为患者深吸气后，搏动增强为右心室搏动，减弱则为腹主动脉搏动。还可通过手指平放从剑突下向上压入前胸壁后方，感受搏动冲击手的部位来鉴别，右心室搏动冲击手指末端而腹主动脉搏动冲击手指掌面。

（3）心底部搏动：①胸骨左缘第2肋间，即肺动脉瓣区收缩期搏动，见于肺动脉扩张、肺动脉高压，以及少数正常青年人在体力活动或情绪激动时。②胸骨右缘第2肋间，即主动脉瓣区收缩期搏动，其原因同心前区隆起。

（二）心脏触诊

1. 心尖搏动及心前区搏动

（1）心尖区抬举性搏动：左心室肥厚的体征。

（2）胸骨左下缘收缩期抬举性搏动：右心室肥厚的可靠体征。

2. 震颤　发生机制及临床意义与杂音相同，见表6-4。凡触及震颤均可认为心脏有器质性病变，震颤所在部位就是病变部位；有震颤多可听到响亮的杂音，但低调舒张期

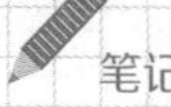
笔记

杂音（如二尖瓣狭窄）可能杂音不明显而震颤可触及。

3. 心包摩擦感 在心前区或胸骨左缘第3、4肋间触及，多呈收缩期和舒张期双相的粗糙摩擦感，在收缩期、前倾体位、呼气末更为明显。

（三）心脏叩诊

1. 心浊音界 主要指相对浊音界，即心脏左右缘被肺覆盖的部分，反映心脏的实际大小。

2. 叩诊方法

（1）板指放置方向：与受检者体位有关。平卧位时检查者板指于肋间平行放置，坐位时板指与肋间垂直放置。

（2）叩诊顺序：①左界叩诊起始位置为“心尖搏动外2～3cm处（或腋前线）”与“第5肋间隙”交点；右界为“右锁骨中线”与“肝上界的上一肋间隙”交点。②按照从左到右（先叩左界再叩右界），由外向内（由清音区到浊音区，寻找变音点并标记），从下往上（逐一肋间向上叩诊）的顺序。

（3）测量：①左锁骨中线到前正中线距离。②变音点到前正中线的垂直距离。

3. 心尖搏动移位、心浊音界改变的心脏因素及其临床意义 见表6-2。

笔记

表6-2　心尖搏动移位、心浊音界改变的心脏因素和临床常见疾病

因　素	心尖搏动移位	心浊音界	临床常见疾病
左心室增大	左下	靴型心	主动脉瓣关闭不全
右心室增大	左	向两侧增大	肺源性心脏病或房间隔缺损
左、右心室增大	左下	普大心（向两侧增大＋左界向左下增大）	扩张型心肌病
左心房增大并肺动脉段膨出	—	梨形心（胸骨左缘第2、3肋间＋心腰膨出）	二尖瓣狭窄
心包积液	—	坐位时呈烧瓶心，卧位时呈球形心	心包积液

（四）心脏听诊

1. 心脏瓣膜听诊区

（1）二尖瓣区：位于心尖搏动最强处，又称心尖区。

（2）肺动脉瓣区：胸骨左缘第2肋间。

（3）主动脉瓣区：胸骨右缘第2肋间。

（4）主动脉瓣第二听诊区：胸骨左缘第3肋间。

（5）三尖瓣区：胸骨左缘第4、5肋间。

2. 听诊顺序　心尖区→肺动脉瓣区→主动脉瓣区→主动脉瓣第二听诊区→三尖瓣区

3. 听诊内容　心率、心律、心音、额外心音、杂音、心包摩擦音。

（1）心率：①正常成人在安静、清醒时为60～100次/分。②心动过速时，成人

笔记

＞100次/分，婴幼儿＞150次/分。③心动过缓时，心率＜60次/分。

（2）心律：①正常情况下，心律基本规则。②窦性心律不齐，指青少年出现吸气时心率增快，呼气时减慢。③期前收缩，可规律出现而形成联律，二联律指一次窦性搏动和一次期前收缩的组合连续出现，三联律指两次窦性搏动和一次期前收缩的组合连续出现。④心房颤动，指同时发生心律绝对不规则、第一心音强弱不等和脉率小于心率，常见于二尖瓣狭窄、高血压、冠心病、甲状腺功能亢进性心脏病。

（3）心音：①按照在心动周期出现顺序，可分为第一心音（S_1）、第二心音（S_2）、第三心音（S_3）、第四心音（S_4）。②S_4为病理性。③S_1和S_2所有人都有，S_3可见于部分青少年。④S_1与S_2的区别为S_1主要为二尖瓣（M）、三尖瓣（T）关闭产生，音调较低钝，较响，时限较长，与心尖搏动同时出现，在心尖部最响，标志心室开始收缩；S_2主要为主动脉瓣（A）、肺动脉瓣（P）关闭产生，音调较高较脆，较弱，心底部最响，标志心室开始舒张。

（4）心音强度改变：①S_1增强，见于M狭窄（心室开始收缩时M位置低垂）、心肌收缩力增强和心动过速时（如高热、严重贫血、甲状腺功能亢进症）。②S_1减弱，常见于M关闭不全、A关闭不全（心室过度充盈M位置较高）或心肌收缩力减弱时（如心肌炎、心肌病、心肌梗死、心力衰竭）。③S_1强弱不等，见于心房颤动、完全性房室传导阻滞。④大炮音，见于完全性房室传导阻滞，当心室收缩正好出现在心房收缩之后，心室相对未完全舒张且未被血液充分充盈时，M位置较低，急速的心室收缩可使M迅速有力地关闭，S_1增强，增强的S_1称为大炮音。⑤S_2增强见于体或肺循环的阻力增高或血流增多，比如高血压、动脉粥样硬化、肺源性心脏病、M狭窄伴肺动脉高压、房间隔缺损、

笔记

室间隔缺损、动脉导管未闭。⑥S_2减弱见于体或肺循环阻力降低或血流减少时A狭窄、低血压或P狭窄。

（5）心音性质改变：见于心肌严重病变。S_1减弱，可形成“单音律”，S_1减弱且心率快，可形成“钟摆律”。

（6）心音分裂：S_1或S_2两个主要成分间隔时间＞0.03秒时，听诊闻及心音分裂为两个声音。①S_1分裂：原因是T关闭延迟，见于完全性右束支传导阻滞（称为电分离，即右心得到指令晚于左心）或肺动脉高压（称为机械分离，即右室增厚使收缩启动时间延长）。②S_2分裂：可分为以下4种类型。生理性分裂，其原因是P关闭延迟，常见于青少年深吸气末，此时胸腔负压大，右心回心血量多，右室排血时间延长。通常分裂，最常见，其原因是P关闭延迟（见于M狭窄伴肺动脉高压、P狭窄）或A关闭提前（见于M关闭不全或室间隔缺损）。固定分裂，其原因是P关闭延迟，见于房间隔缺损，不受呼吸影响。反常分裂，又称逆分裂，因A关闭迟于P，吸气时分裂变窄，呼气时分裂变宽，见于完全性左束支传导阻滞（左心得到指令晚）、A狭窄或重度高血压（左心排血慢）。

（7）额外心音：指在正常S_1、S_2之外听到的附加心音，与心脏杂音不同。①奔马律：舒张早期奔马律最为常见，是病理性的S_3，伴心率增快，又称第三心音奔马律，提示有严重器质性心脏病，常见于心力衰竭、急性心肌梗死、重症心肌炎与扩张型心肌病等；舒张晚期奔马律是增强的S_4，又称收缩前期奔马律或房性奔马律，常见于高血压性心脏病、肥厚型心肌病、A狭窄；重叠型奔马律为舒张早期奔马律与舒张晚期奔马律重叠；舒张期四音律为心率较慢时两种奔马律不重叠，听诊为4个音（S_1、S_2、舒张早期奔马律、舒张晚期奔马律），常见于心肌病或心力衰竭。②开瓣音：调高响亮清脆短促，

笔记

呈拍击样，见于M狭窄而瓣膜尚柔软时，是M狭窄分离术的指征。③心包叩击音：见于缩窄性心包炎。④肿瘤扑落音：见于心房黏液瘤。⑤收缩早期喷射音（又称收缩早期喀喇音）：分为肺动脉或主动脉收缩期喷射音，可见于肺动脉高压、P狭窄或A狭窄且瓣膜无钙化活动好时。⑥收缩中、晚期喀喇音：常见于M脱垂。二尖瓣脱垂综合征为收缩中、晚期喀喇音合并收缩晚期杂音（杂音源于M脱垂导致的M关闭不全）。⑦医源性额外音：人工瓣膜音、人工起搏音。

（8）心脏杂音：指除心音与额外心音外在心脏收缩或舒张期发现的异常声音。①产生机制：血流状态转变为湍流或旋涡。具体机制为血流加速、瓣膜口狭窄、瓣膜关闭不全、异常血流通道、心腔异常结构、大血管瘤样扩张。②听诊要点：最响部位（杂音最响部位与病变部位有关）、传导方向、时相（收缩期、舒张期、连续性、双期）、性质、强度与形态、随体位呼吸变化的规律。③生理性与器质性收缩期杂音的鉴别：见表6-3。④各时期杂音发生部位、杂音的特点及临床意义：见表6-4。⑤奥斯汀·弗林特（Austin-Flint）杂音：二尖瓣区舒张期功能性杂音，原因是中重度A关闭不全造成M相对狭窄。⑥格雷厄姆·斯蒂尔（Graham Steell）杂音：肺动脉瓣区舒张期功能性杂音，原因是M狭窄引起P相对性关闭不全。

笔记

表6-3　生理性与器质性收缩期杂音的鉴别

鉴别点	器质性	生理性
部位	任何听诊区	肺动脉瓣区和/或心尖区
持续时间	长，多为全收缩期	短
性质	粗糙、响亮	吹风样、柔和
传导	可广泛	局限
强度	≥3/6级	≤2/6级
时相	收缩或舒张期	仅收缩期
震颤	＞3/6级可有	无

表6-4　各时期杂音发生部位、杂音的特点及临床意义

时　相	部　位	临床意义	杂音特点
收缩期	心尖部*	二尖瓣关闭不全	全收缩期，粗糙吹风样，仰卧位，腋下背部传导，一贯性
	主动脉瓣区*	主动脉瓣狭窄	喷射性，颈部传导，递增递减型
	肺动脉瓣区*	肺动脉瓣狭窄	仰卧位
	胸骨左缘第3、4肋间*	室间隔缺损	响亮、粗糙，伴震颤
	胸骨左缘第2肋间	房间隔缺损	吹风样，S_2固定分裂
舒张期	心尖部*	二尖瓣狭窄	中晚期递增型，低调，隆隆样，局限，左侧卧位
	主动脉瓣区	主动脉瓣关闭不全	前倾坐位，深呼吸后，心尖传导，递减型，叹气样
连续性	胸骨左缘第2肋间*	动脉导管未闭	粗糙响亮，机器样，伴震颤

注：*为心前区震颤常见部位。

笔记

（9）心包摩擦音：音质粗糙高调、搔抓样，与心脏搏动一致，收缩期和舒张期均能听到，屏气时仍存在，可与胸膜摩擦音鉴别。见于各种感染性心包炎、急性心肌梗死、尿毒症、系统性红斑狼疮。

（五）血管检查

1. 脉搏

（1）脉率影响因素类似心率。

（2）脉律受心律影响，比如二联律可形成二联脉、三联律可形成三联脉，脉搏短绌（脉律＜心律），二度房室传导阻滞可有脱落脉。

（3）紧张度与动脉硬化程度有关。

（4）强弱除与心脏搏动强弱有关，还与脉压和外周阻力相关，心脏搏动强、脉压宽、外周阻力低时脉搏增强，反之亦然。

（5）水冲脉，即脉搏骤起骤落，犹如潮水涨落。是周围血管扩张、血流量增大（常见于甲状腺功能亢进症、严重贫血、脚气病等），或存在血液分流、反流（常见于主动脉瓣关闭不全、先天性心脏病动脉导管未闭、动静脉瘘等）所致。

（6）交替脉，即脉搏节律规则而强弱交替。系左心室收缩力强弱交替所致，为左心室心力衰竭的重要体征之一，常见于高血压性心脏病、急性心肌梗死和主动脉瓣关闭不全导致的心力衰竭。

（7）奇脉，又称“吸停脉”，吸气时脉搏明显减弱或消失。系左心室每搏输出量减少所致。

（8）无脉，即脉搏消失。可见于严重休克及多发性大动脉炎。

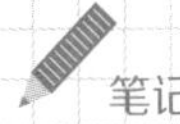
笔记

2. 血压

（1）间接测量法：①测量前半小时内禁烟、禁咖啡、排空膀胱，安静环境下在有靠背的椅子安静休息至少5分钟。②三点一线，即血压计零刻度线、肘部和心脏置于同一水平。③气袖下缘在肘窝以上约2.5cm，气袖中央位于肱动脉表面。④检查者触及肱动脉搏动后，将听诊器体件置于动脉上准备听诊。⑤充气待肱动脉搏动声消失，再升高30mmHg。⑥缓慢放气（2～6mmHg/s），首先听到的响亮拍击声代表收缩压，最终声音消失代表舒张压。⑦血压至少应测量2次，间隔1～2分钟，如收缩压或舒张压2次读数相差5mmHg以上，应再次测量，以3次读数的平均值作为测量结果。

（2）正常血压：收缩压140～90mmHg，舒张压90～60mmHg。

（3）异常血压：常见以下五种。①高血压：在安静、清醒和未使用降压药的条件下采用标准测量方法，至少3次非同日收缩压≥140mmHg和/或舒张压≥90mmHg。②低血压：血压低于90/60mmHg。③双侧上肢血压差别显著：差别＞10mmHg则为异常，见于多发性大动脉炎或先天性动脉畸形。④上下肢血压差异常：正常下肢血压高于上肢血压20～40mmHg，如果下肢血压低于上肢考虑主动脉缩窄或胸腹主动脉型大动脉炎。⑤脉压改变：脉压明显增大（≥60mmHg）见于甲状腺功能亢进症、主动脉瓣关闭不全和动脉硬化，脉压减小（＜30mmHg）见于主动脉瓣狭窄、心包积液及严重心力衰竭。

3. 周围血管征　由于脉压增大所致，见于主动脉瓣重度关闭不全、甲状腺功能亢进症和严重贫血。

（1）枪击音：听诊器在外周较大动脉（如股动脉）表面时，可闻及与心搏一致短促如射枪的声音。

笔记

（2）杜氏（Duroziez）双重杂音：听诊器钟型体件加压且开口方向稍偏向近心端，可闻及股动脉收缩期与舒张期双期吹风样杂音。

（3）毛细血管搏动征：用手指轻压患者指甲末端或以玻片轻压患者口唇黏膜，使局部发白，当心脏收缩和舒张时发白的局部边缘发生有规律的红、白交替改变。

（4）水冲脉：见（五）1（5）。

拓展练习及参考答案

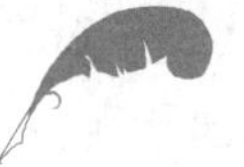

拓展练习

【填空题】

1. 心前区隆起，提示（　），主要见于（　）或（　）。
2. 按心脏震颤出现的时期，可分为（　）、（　）、（　）三种。
3. 左心室增大时，心浊音界呈（　），常见于（　）。
4. 心包叩击音在整个心前区可听到，但以（　）和（　）最清晰，主要见于（　）。
5. 毛细血管搏动征是由于（　）所致，主要见于（　）、（　）、（　）、（　）。

【判断题】

1. 心前区胸廓隆起见于儿童期患先天性心脏病伴左心室增大。
2. 二尖瓣狭窄时可触及连续性震颤。
3. 交替脉常见于左心衰竭的患者。
4. 心包摩擦音在胸骨左缘第4肋间、前倾位、呼气末听诊最佳。
5. 二尖瓣开放拍击音出现提示二尖瓣尚有一定的弹性，是二尖瓣分离术适应证的参考条件之一。

笔记

【名词解释】

1. 大炮音
2. 反常分裂

【选择题】

A型题

1. 第二心音逆分裂是指

A. 呼气时第二心音分裂变明显　B. 吸气时第二心音分裂变明显　C. 第二心音分裂与呼吸无关
D. 多见于二尖瓣狭窄伴肺动脉高压　E. 可见于先天性心脏病房间隔缺损

2. 诊断急性纤维蛋白性心包炎最具特征性的是

A. 心前区疼痛　B. 心包摩擦音　C. 心浊音界向两侧扩大
D. 心尖搏动减弱或消失　E. 心音遥远

3. 二尖瓣开瓣音可出现于

A. 二尖瓣关闭不全　B. 左心房黏液瘤　C. 二尖瓣狭窄
D. 缩窄性心包炎　E. 二尖瓣脱垂

4. 舒张早期奔马律与生理性第三心音的不同之处有为舒张早期奔马律

A. 心率不快时易发现　B. 多出现在心率＞100次/分　C. 坐位或立位时可消失
D. 距第二心音较近　E. 心肌张力不降低

5. 深吸气时杂音会加强的瓣膜病变是

A. 主动脉瓣关闭不全　B. 三尖瓣关闭不全　C. 二尖瓣狭窄
D. 二尖瓣关闭不全　E. 主动脉瓣狭窄

6. 下列心脏疾病最可能引起心前区隆起的是

A. 急性心包积液　B. 肺动脉瓣狭窄　C. 法洛四联症

笔记

D．肺源性心脏病　　E．主动脉瓣狭窄

7．关于心尖搏动向左侧移位的因素中，错误的是

A．妊娠　　B．全心增大　　C．右心室增大

D．右侧气胸　　E．右侧肺不张

8．关于心房颤动的描述，错误的是

A．心律绝对不规则　　B．第一心音强弱不等　　C．脉搏短绌

D．大炮音　　E．可见于甲状腺功能亢进症

9．心包积液时可见

A．水冲脉　　B．脱落脉　　C．无脉

D．交替脉　　E．奇脉

10．左心衰竭特征性脉搏是

A．水冲脉　　B．脱落脉　　C．二联脉

D．交替脉　　E．奇脉

B型题

（11～13题共用选项）

A．S_1分裂　　B．S_2生理性分裂　　C．S_2通常分裂

D．S_2固定分裂　　E．S_2反常分裂

11．肺动脉瓣狭窄可出现

12．主动脉瓣狭窄可出现

13．房间隔缺损可出现

（14～16题共用选项）

A．舒张早期奔马律　　B．舒张晚期奔马律　　C．重叠性奔马律

D．收缩早期喷射音　　E．收缩中晚期喀喇音

14．心力衰竭常可出现

15．二尖瓣脱垂可出现

16．主动脉瓣狭窄可出现

X型题

17．关于血压，下列说法正确的有

A．以3次非同日测压为标准　　B．BP≥140/90mmHg为高血压　　C．BP＜90/60mmHg为低血压

D．高血压95%以上为原发性　　E．测压前至少休息5分钟

【问答题】

1．简述心脏杂音的产生机制。

2．简述第一心音与第二心音的区别。

笔记

参考答案

【填空题】

1．右心室增大；先天性心脏病；儿童期风湿性心脏病

2．收缩期；舒张期；连续性

3．靴形心；主动脉瓣关闭不全

4．心尖部；胸骨下端左缘；粘连性心包炎

5．脉压增大；主动脉瓣关闭不全；动脉导管未闭；甲状腺功能亢进症；严重贫血

【判断题】

1．×　心前区胸廓隆起见于儿童期患先天性心脏病伴右心室增大。

2．×　动脉导管未闭时可触及连续性震颤。

笔记

3. √

4. √

5. √

【名词解释】

1. 大炮音　见于完全性房室传导阻滞时当心室收缩正好出现在心房收缩之后，心室相对未完全舒张且未被血液充分充盈时，二尖瓣位置较低，急速的心室收缩可使二尖瓣迅速有力地关闭，S_1增强，增强的S_1称为大炮音。

2. 反常分裂　又称逆分裂，主动脉瓣关闭迟于肺动脉瓣导致的S_2分裂，吸气时分裂变窄，呼气时分裂变宽，见于完全性左束支传导阻滞、主动脉瓣狭窄或重度高血压。

【选择题】

A型题　1. A　2. B　3. C　4. B　5. B　6. C　7. E　8. D　9. E　10. D

B型题　11. C　12. E　13. D　14. A　15. C　16. D

X型题　17. ABCDE

【问答题】

1. 答案见知识点总结（四）3（8）。

2. 答案如下：第一心音与第二心音的区别有以下4点。①产生部位：二尖瓣和三尖瓣关闭产生第一心音；主动脉瓣和肺动脉瓣关闭产生第二心音。②声音特点：第一心音音调较低，持续时间长，在心尖部最响；第二心音音调较高，持续时间短，在心底部最响。③第一心音与第二心音间的隔时间短，而第二心音与下一个心动周期的第一心音的间隔时间则较长。④第一心音与心尖和颈动脉搏动同时出现，而第二心音则出现在心尖搏动之后。

笔记

第7周　腹部检查

一、考研真题解析

（1、2题共用选项）（2012年B型题）

A．黄疸　　B．肝大　　C．腹壁静脉曲张　　D．皮肤紫癜

1．肝硬化代偿期的体征是

2．肝硬化失代偿期门静脉高压症的体征是

【答案与解析】 1．B。肝硬化代偿期症状较轻缺乏特异性，以乏力、食欲减退出现较早，可伴有腹胀不适、恶心、上腹隐痛、轻微腹泻等，肝轻度大，质地结实或偏硬，无或有轻度压痛，脾轻或中度大。故第1题选B。2．C。肝硬化失代偿期主要表现为肝功能减退和门静脉高压。脾大、侧支循环（食管胃底静脉、腹壁静脉和痔静脉）的建立和开放、腹水是门静脉高压症的三大临床表现，故第2题选C。黄疸、皮肤紫癜为肝硬化失代偿期肝功能减退的表现。

3．（2013年A型题）下列对诊断肝硬化门静脉高压症最有价值的体征是

A．蜘蛛痣　　B．脾大　　C．肝脏质地坚硬　　D．腹壁静脉曲张

【答案与解析】 3．D。门静脉高压症是肝硬化失代偿期最重要的临床表现，肝硬化门静脉高压症的体征包括腹壁静脉曲张、脾大、腹水等，但脾大、腹水也可以见于肝

笔记

硬化门静脉高压症以外的其他原因，所以对诊断肝硬化门脉高压症最有价值的体征是腹壁静脉曲张，故本题选D。而蜘蛛痣和肝质地坚硬均属于肝硬化的体征。

4.（2017年A型题）男性，25岁。突发上腹部剧痛6小时。既往有“胃病”史。查体：P 110次/分，BP 130/80mmHg，全腹压痛，以上腹部为著，板状腹，肠鸣音消失。血液检查Hb 120g/L，WBC 10.5×10^9/L。首先应采取的检查为

A．立位腹平片　B．腹部B超　C．腹腔穿刺　D．腹部CT

【答案与解析】4. A。患者为青年男性，有胃病史，突发上腹剧痛6小时，板状腹，白细胞计数增多，考虑急性胃十二指肠穿孔。刀割样疼痛，板状腹加立位腹平片显示膈下游离气体可明确诊断。故本题选A。

（5、6题共用题干）（2019年A型题）

男性，65岁。2个月来食欲下降，体重减轻3kg，无腹胀、腹痛。既往体健。查体：体温（T）36.8℃，搏脉（P）72次/分，血压（BP）120/75mmHg，一般情况良好，浅表淋巴结不大，皮肤巩膜明显黄染，心肺（-），腹平软，右上腹可触及一肿物，光滑、质韧，无触痛，深吸气时易触及，移动性浊音（-），肠鸣音正常。

5．该患者触及的肿物最可能来自的脏器是

A．肝脏　B．胆囊　C．肾脏　D．胰腺

6．该患者应考虑的原发疾病最可能的是

A．肝癌　B．胆囊癌　C．肾癌　D．胰头癌

【答案与解析】5、6．B、D。该患者为老年男性，2个月来食欲下降，皮肤巩膜黄

笔记

染，右上腹可触及一无触痛肿物，考虑为库瓦西耶（Courvoisier）征，表现为在胰头癌压迫胆总管导致阻塞时，发生明显黄疸，且逐渐加深，胆囊显著肿大，但无压痛。故第5题选B、第6题选D。

（7、8题共用选项）（2022年B型题）

A．胰头癌　　B．慢性胰腺炎　　C．硬化性胆管炎　　D．胆总管结石

7．黄疸进行性加重，一般无腹痛，最可能的诊断是

8．黄疸程度波动，常伴腹痛，最可能的诊断是

【答案与解析】7．A。胰头癌压迫胆总管导致胆道阻塞、黄疸进行性加深，胆囊也显著性肿大，但无压痛，称为库瓦西耶征阳性。题干符合胰头癌的表现，故选A。8．D。胆总管结石阻塞胆道，胆道上方的胆管内压力增高，胆管扩张，致小胆管和毛细胆管破裂，胆汁中胆红素反流入血，同时引发腹痛。此外，胆总管结石所引起的胆管阻塞常常是不完全的，阻塞胆管的结石也常会发生松动，所以，胆总管结石所致的黄疸一般时浅时深，故选D。

二、知识点总结

本周知识点考点频率统计见表7-1。

笔记

表7-1　腹部检查考点频率统计表（2012—2022年）

年　份	体表标志与分区	视　诊	听　诊	叩　诊	触　诊
2022					√胆囊
2021					
2020					
2019			√肠鸣音	√移动性浊音	√胆囊
2018					
2017			√肠鸣音		√板状腹
2016					
2015					
2014					
2013		√腹壁静脉			√肝
2012		√腹壁静脉			√（见第3周真题）

（一）视诊

1. 腹部外形　平卧位，以肋缘到耻骨联合平面为参照面，看前腹壁的高度。

（1）正常：以下3种均属正常腹部外形。①腹部平坦：指前腹壁与参照面大致处于同一平面或略低，见于健康正常成人。②腹部饱满：指前腹壁稍高于参照面，见于肥胖者和小儿。③腹部低平：指前腹壁稍低于参照面，见于消瘦者和老年人。

（2）腹部膨隆：指前腹壁明显高于参照面，外观呈凸起状。①蛙腹：大量腹腔积

笔记

液时，平卧位腹壁松弛，液体沉积于腹腔两侧致侧腹壁明显膨出，腹部外形呈扁而宽。②尖腹：腹膜有炎症或肿瘤浸润时，腹部常呈尖凸型。③局部膨隆：见于脏器肿大、腹内肿瘤、炎性肿块、胃肠胀气、腹壁上的肿物和疝。

腹壁皮下脂肪多（肥胖）与腹腔内容物多（如腹腔内积液或积气、巨大肿瘤）的鉴别方法为前者脐凹陷，后者脐凸出。

腹壁上与腹腔内肿块导致腹部膨隆的鉴别方法为嘱患者仰卧位做曲颈抬肩动作，使腹壁肌肉紧张，如肿块更加明显，说明其位于腹壁上；反之如变得不明显或消失，说明肿块位于腹腔内，被收缩变硬的腹肌所覆盖。

（3）腹部凹陷：指前腹壁明显低于参照面。①全腹凹陷：见于消瘦和脱水者，全腹严重凹陷时，前腹壁几乎贴近脊柱，肋弓、髂嵴和耻骨联合外露，称舟状腹，见于恶病质如结核病、恶性肿瘤。②局部凹陷：见于腹壁瘢痕收缩、白线疝、切口疝。

2. 呼吸运动 见第5周知识点总结（一）1。

3. 腹壁静脉

（1）腹壁静脉曲张：常见于门静脉高压症所致的循环障碍或上、下腔静脉回流受阻而有侧支循环形成。

（2）腹壁静脉血流方向：①正常情况下脐上血流向上，脐下血流向下。②门静脉高压症时以脐为中心向四周伸展，形如水母头。③下腔静脉阻塞时脐下血流向上。④上腔静脉阻塞时脐上血流向下。

4. 胃肠型和蠕动波

（1）正常：见于腹壁菲薄或松弛的老年人、经产妇、极度消瘦者。

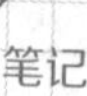
笔记

（2）胃肠型：胃肠道发生梗阻时，梗阻近端的胃或肠段饱满而隆起，可显出各自的轮廓。

（3）蠕动波：梗阻且蠕动加强时可见。

5. 腹壁其他情况 皮疹、色素、腹纹、瘢痕、疝、脐部（分泌物、溃疡及溃烂）、体毛、上腹部搏动。

（1）格雷·特纳（Grey-Turner）征：腰部、季肋部和下腹部皮肤呈蓝色，为血液自腹膜后间隙渗到侧腹壁的皮下所致，可见于重症急性胰腺炎、肠绞窄。

（2）卡伦（Cullen）征：脐周或下腹壁皮肤发蓝为腹腔内大出血的迹象，见于重症急性胰腺炎或宫外孕破裂。

（二）听诊

1. 肠鸣音

（1）听诊部位：右下腹。

（2）听诊特点：①正常4～5次/分。②肠鸣音活跃时可达10次/分以上。③肠鸣音亢进时次数多且响亮、高亢。④肠鸣音减弱时数分钟才听到一次。⑤肠鸣音消失指持续听诊2分钟以上未听到肠鸣音，用手指轻叩或搔弹腹部仍未听到。

2. 血管杂音

（1）动脉性杂音：注意腹主动脉、肾动脉、髂动脉杂音的听诊部位。

（2）静脉性杂音：特点为连续性潺潺声，无收缩期与舒张期表现。

3. 摩擦音 脾周围炎、肝周围炎或胆囊炎累及局部腹膜，腹膜纤维渗出性炎症。

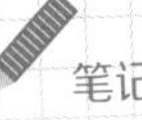
笔记

4. 搔刮试验

（1）检查方法：患者取仰卧位，医生左手持听诊器膜型体件置于右肋缘肝脏表面上，右手示指在上腹部沿听诊器膜型体件半圆形等距离搔刮腹壁，当其未达到肝缘时，只听到遥远而轻微的声音，当搔刮至肝脏表面时，声音明显增强而近耳。

（2）原理：实质性脏器对声音的传导优于空腔脏器。

（3）临床意义：确定肝下缘，鉴别右上腹肿物是否为增大的肝脏。

（三）叩诊

1. 腹部叩诊音

（1）叩诊顺序为左下腹逆时针至右下腹，再至脐部。

（2）正常情况下大部分区域为鼓音；鼓音范围明显增大见于胃肠高度胀气或胃肠穿孔所致的气腹；鼓音范围缩小见于肝、脾或其他脏器极度肿大；浊音或实音见于腹腔内肿瘤或大量腹水。

2. 肝脏及胆囊叩诊

（1）肝浊音界：①肝相对浊音界（此处肝被肺覆盖），叩诊时由肺区向下叩向腹，当清音转为浊音时即为肝相对浊音界。②肝绝对浊音界（此处肝未被肺覆盖，又称肺下界），叩诊时由肝上界再向下叩1～2肋间，则浊音变为实音即为肝绝对浊音界。

（2）肝下界：由腹部鼓音区，沿右锁骨中线或前正中线向上叩，由鼓音转为浊音处即为肝下界。

（3）肝上下界的确定：应注意体型的影响，匀称体型的正常肝界右锁骨中线上第5肋间至右季肋下缘，上下径为9～11cm。

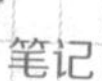
笔记

（4）肝浊音界改变：常见有扩大、缩小、消失（急性胃肠道穿孔的重要征象）、上移、下移。

（5）肝区叩击痛：见于病毒性肝炎、肝脓肿、肝癌。

（6）胆囊区叩击痛：是胆囊炎的重要体征。

3. 胃泡鼓音区

（1）边界：上为横膈及肺下缘，下为肋弓，左脾右肝。

（2）缩小或消失：见于中、重度脾大，左侧胸腔积液，心包积液、肝左叶增大、急性胃扩张或溺水患者。

4. 脾浊音区

（1）正常：左腋中线第9～11肋间，为4～7cm，前方不超过腋前线。

（2）扩大：各种原因所致脾大。

（3）缩小：见于左侧气胸、胃扩张、肠胀气。

5. 移动性浊音

（1）检查方法：患者仰卧位，医生自腹中部脐水平面开始向左侧叩诊，发现浊音时，板指固定不动，嘱患者右侧卧，再度叩诊，如呈鼓音，表明浊音移动；同样方法向右侧叩诊，叩得浊音后嘱患者左侧卧，以核实浊音是否移动。这种因体位不同而出现浊音区变动的现象称为移动性浊音。

（2）临床意义：阳性提示腹水＞1000ml。

（3）水坑征：患者取肘膝位，使脐部处于最低部位，由侧腹部向脐部叩诊，如果由鼓音转为浊音，提示腹水＞120ml。用于腹水量少，移动性浊音阴性时。

笔记

（4）鉴别：移动性浊音阳性时，常提示腹水，肠梗阻和巨大的卵巢囊肿容易被误诊为腹水，应鉴别，后者仰卧时浊音常在腹中部，鼓音区则在腹部两侧，浊音不移动，尺压试验阳性（腹主动脉搏动可经囊肿传导到硬尺）。

6. 肋脊角叩击痛

（1）检查方法：患者采取坐位或侧卧位，医生用左手掌平放在其肋脊角处（肾区），右手握拳用由轻到中等的力量叩击左手背。

（2）临床意义：出现叩击痛提示肾脏病变。

7. 膀胱叩诊 叩诊方法为由脐水平叩向耻骨联合，由鼓音转为浊音。尿潴留所致膀胱胀大时，可形成弧形上缘凸向脐部的圆形浊音区。

（四）触诊

1. 概述

（1）顺序：正常情况下触诊从左下腹开始逆时针至右下腹，再至脐部（腹痛者先触诊离疼痛部位最远处，最后触诊疼痛部位）。

（2）注意事项：①患者排尿后，取仰卧位，两手平放于身体两侧，两腿曲起稍分开使腹肌松弛，做平静腹式呼吸。②医生位于患者右侧，手前臂应与患者腹部表面在同一水平，先浅触（下压约1cm），再深触（下压2cm以上）。

2. 腹壁紧张度

（1）正常：腹壁柔软。

（2）紧张度增加：①板状腹，见于急性胃肠穿孔或脏器破裂所致急性弥漫性腹膜炎。②柔韧感，见于结核性腹膜炎、腹膜转移癌。

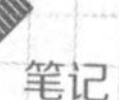

笔记

（3）紧张度减低：表现为检查时腹壁松软无力，失去弹性，全腹紧张度减低。见于慢性消耗性疾病、大量放腹水、经产妇、年老体弱者、脱水患者。

3. 压痛及反跳痛

（1）压痛点：①胆囊压痛点，位于右锁骨中线与肋缘交界处，提示胆囊病变。②麦氏点压痛，位于脐与右髂前上棘连线中、外1/3交界处，提示阑尾病变。

（2）反跳痛：当医生用手触诊腹部出现压痛后，用并拢的2～3个手指（示、中、环指）压于原处稍停片刻，使压痛感觉趋于稳定，然后迅速将手抬起，如此时患者感觉腹痛骤然加剧，并常伴有痛苦表情或呻吟，称为反跳痛，是壁腹膜已受炎症累及的征象。

（3）腹膜刺激征：又称腹膜炎三联征，即腹肌紧张、压痛、反跳痛。

4. 肝脏触诊

（1）触诊方法及注意事项：①从脐（甚至髂前上棘）平面触向右肋弓下缘。②沿右锁骨中线及前正中线分别触诊肝缘。③用示指桡侧缘迎触可能肿大的肝下缘。④触诊时配合呼吸动作，患者呼气时，手指快于腹壁凹陷压向腹壁深部，吸气时手指抬起速度慢于腹壁抬起。⑤注意鉴别肝下缘与横结肠、腹直肌腱划、右肾下极。

（2）触诊内容：①大小，正常一般在肋缘下触不到，于深吸气时可于肋弓下1cm内，剑突下3cm内触及肝下缘。②质地、波动感。③压痛、肝颈静脉回流征。④搏动，单向性（腹主动脉搏动）或扩张性（肝脏本身的搏动）。⑤肝区摩擦感，见于肝周围炎。⑥肝震颤，见于肝棘球蚴病。

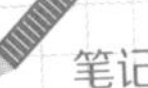
笔记

5. 脾脏触诊

（1）触诊方法及注意事项：①从脐（甚至髂前上棘）平面触向左肋弓下缘。②仰卧位，不易触及时可取右侧卧位。③注意鉴别脾大与增大的左肾（无切迹，不过中线）、肿大的肝左叶、结肠脾区肿物、胰尾部囊肿（不随呼吸移动）。

（2）大小：①正常脾脏不能触及。②脾大分为轻（脾下缘不超过肋下2cm）、中（超过2cm不超过脐平面）、高（超过脐平面或前正中线）三度。③脾大测量：轻度肿大测Ⅰ线，高度肿大加测Ⅱ、Ⅲ线。Ⅰ线为左锁骨中线与肋缘交点至脾下缘的距离，Ⅱ线为左锁骨中线与肋缘交点至脾脏最远点的距离，Ⅲ线为脾右缘与前正中线的最大距离。

6. 胆囊触诊

（1）正常：胆囊不能触及。

（2）墨菲（Murphy）征：检查时医生用左手掌平放于患者右胸下部，以拇指指腹勾压于右肋下胆囊点处，然后嘱患者缓慢深吸气，在吸气过程中发炎的胆囊下移时碰到用力按压的拇指，即可引起疼痛，此为胆囊触痛，如因剧烈疼痛而致吸气中止称墨菲征阳性。

（3）库瓦西耶（Courvoisier）征：指胰头癌压迫胆总管导致胆道阻塞、黄疸进行性加深，胆囊也显著增大，但无压痛。

7. 肾脏触诊

（1）正常：肾脏一般不易触及，有时可触到右肾下极。

（2）压痛点：下列压痛点疼痛提示相应部位存在病变。①肋脊点：背部第12肋骨与脊柱的交角（肋脊角）的顶点。②肋腰点：第12肋骨与腰肌外缘的交角（肋腰角）

笔记

顶点。③季肋点（前肾点）：第10肋骨前端，右侧位置稍低，相当于肾盂位置。④上输尿管点：在脐水平线腹直肌外缘。⑤中输尿管点：在髂前上棘水平腹直肌外缘，相当于输尿管第二狭窄处。

8. 腹部肿块

（1）正常腹部可触到的结构：腹直肌肌腹及腱划、腰椎椎体及骶骨岬、乙状结肠粪块、横结肠、盲肠。

（2）异常肿块应注意：肿块的部位、大小、形态、质地、有无压痛、搏动、移动度。

9. 液波震颤

（1）检查方法：患者平卧，医生以一手掌面贴于患者一侧腹壁，另一手四指并拢屈曲，用指端叩击对侧腹壁（或以指端冲击式触诊），注意需让另一人将手掌尺侧缘压于脐部腹中线上阻止腹壁本身的震动传至对侧，如有大量液体存在，则贴于腹壁的手掌有被液体波动冲击的感觉，即液波震颤阳性，又称波动感。

（2）临床意义：阳性提示腹水＞3000ml。

10. 振水音

（1）检查方法：患者仰卧，医生将听诊器膜型体件置于上腹部进行听诊，同时以冲击触诊法振动胃部，胃内有多量液体或气体存留时听到气、液撞击的声音即振水音。

（2）临床意义：正常人在餐后或饮进多量液体时可有上腹部振水音，清晨空腹或餐后6～8小时以上仍有此音，提示幽门梗阻或胃扩张。

笔记

拓展练习及参考答案

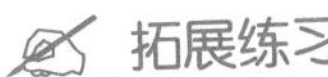

拓展练习

【填空题】

1. 腹部触诊发现揉面感见于（　）。
2. 腹膜刺激征包括（　）、（　）、（　）。
3. 正常肠鸣音每分钟（　）次，肠鸣音在（　）次/分以上称为肠鸣音活跃。
4. 匀称体型的正常肝上界位于右锁骨中线上第（　）肋间，上下径（　）cm。

【判断题】

1. Courvoisier征阳性是指胰头癌压迫胆总管导致胆道阻塞，黄疸渐进加深，胆囊也显著肿大，但无压痛。
2. 出现上腹振水音，提示幽门梗阻或胃扩张。
3. 中输尿管点在脐水平线上腹直肌外缘，相当于输尿管第二狭窄处。
4. 下腔静脉阻塞综合征患者，曲张的腹壁静脉血流方向均向下。

【名词解释】

1. 墨菲（Murphy）征
2. 格雷·特纳（Grey-Tuner）征

【选择题】

A型题

1. 正常腹部触诊时，可触及下列哪一种脏器

A．脾脏　　B．胆囊　　C．膀胱　　D．腰椎椎体、骶骨岬　　E．子宫

2. 腹部胀大，叩诊两侧腹部鼓音，中腹部为浊音，不应见于下列哪一种疾病

笔记

A．卵巢囊肿 B．妊娠子宫 C．子宫肌瘤 D．腹水 E．尿潴留

3．关于肝脏下缘正常大小描述，下列哪一项不正确

A．右锁骨中线肋缘下可触及＜2cm B．深吸气时剑突下可触及＜3cm C．腹上角可触及＜5cm

D．右锁骨中线肋缘下可触及＜1cm E．右锁骨中线上肝上下径间距离为9～11cm

4．液波震颤检查腹水呈阳性时，腹腔内需要有多少游离液体

A．＞1000ml B．＞500ml C．＞2000ml D．＞2500ml E．＞3000ml

5．胃泡鼓音区（Traube区），位于左前胸下部肋缘以上，约呈半圆形，为胃底穹隆含气所致，下列哪一种情况不会使此区缩小或消失

A．中、重度脾大 B．左侧胸腔积液 C．肝左叶大 D．急性胃扩张 E．空腹时

6．在左锁骨中线肋缘下触诊脾脏大小时，下列哪一种描述最正确

A．脾缘不超过2cm为轻度肿大，脾缘大于2cm至脐水平线以上为中度肿大，脾缘超过脐水平线或前正中线为巨脾

B．正常情况下脾缘能触及但不超过1cm

C．脾下移时，脾缘能触及但不超过2cm

D．左侧胸腔积液时，脾缘仍不能触及

E．脾大时，脾区叩诊前界不超过腋前线

7．腹部听到连续性血管杂音，常见于下列哪一种病症

A．动脉瘤 B．动脉狭窄 C．腹壁静脉严重曲张

D．肿块压迫腹主动脉 E．肝癌压迫肝动脉

8．在腹部外形的描述，下列哪一项是错误的

A．腹部呈蛙腹状，脐凹陷是腹水 B．腹部呈球状见于肠麻痹

C．腹部呈尖腹见于结核性腹膜炎 D．腹部呈蛙腹状，脐凹陷可见于肥胖者

笔记

E．巨大卵巢囊肿时，可呈全腹膨隆

B型题

（9～13题共用选项）

A．胆囊点　B．McBurney点　C．肋脊点　D．肋腰点　E．上输尿管点

9．位于腹部右锁骨中线与肋缘的交界处

10．位于腹部脐与右髂前上棘连线中外1/3交界处

11．在背部第12肋骨与脊柱的交角的顶点

12．在背部第12肋骨与腰肌外缘的交角的顶点

13．位于腹部在脐水平线上腹直肌外缘

X型题

14．腹式呼吸减弱可见于

A．巨大卵巢囊肿　B．胃溃疡穿孔　C．急性胆囊炎

D．成年妇女　E．Crohn病

【简答题】

1．简述脾大的测量法和临床分度。

2．简述移动性浊音的检查方法和临床意义。

参考答案

【填空题】

1．结核性腹膜炎或腹膜转移癌

2．腹肌紧张；压痛；反跳痛

3．4～5；10

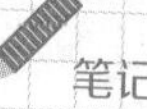

笔记

4. 5；9 ～ 11

【判断题】

1. √

2. × 正常人在餐后或饮进多量液体时可有上腹部振水音，清晨空腹或餐后6 ～ 8小时以上仍有此音，提示幽门梗阻或胃扩张。

3. × 中输尿管点在髂前上棘水平腹直肌外缘，相当于输尿管第二狭窄处。

4. × 下腔静脉梗阻时，脐水平线以上的腹壁静脉血流自下而上进入上腔静脉，脐以下的腹壁浅静脉血流转流向上。

【名词解释】

1. 墨菲（Murphy）征 检查时医生用左手掌平放于患者右胸下部，以拇指指腹勾压于右肋下胆囊点处，然后嘱患者缓慢深吸气，在吸气过程中发炎的胆囊下移时碰到用力按压的拇指，即可引起疼痛，此为胆囊触痛，如因剧烈疼痛而致吸气中止称墨菲征阳性。
2. 格雷·特纳（Grey-Tuner）征 腰部、季肋部和下腹部皮肤呈蓝色，为血液自腹膜后间隙渗到侧腹壁的皮下所致，可见于重症急性胰腺炎和肠绞窄。

【选择题】

A型题 1. D 2. D 3. A 4. E 5. E 6. A 7. C 8. A

B型题 9. A 10. B 11. C 12. D 13. E

X型题 14. ABCDE

【简答题】

1. 答案见知识点总结（四）5（2）。
2. 答案见知识点总结（三）5。

笔记

第8周　脊柱、四肢与关节、直肠与肛门检查

一、考研真题解析

1.（2015年A型题）男性，64岁。排便习惯改变、便血2个月，首选的检查是

A．直肠指诊　　B．结肠钡灌肠检查　C．纤维结肠镜　　D．直肠镜

【答案与解析】1．A。该老年男性患者，长时间排便习惯改变、便血，首先考虑诊断为直肠癌。而直肠指诊是诊断直肠癌最重要的首选方法，约70%的直肠癌能在直肠指诊时触及。因此，凡遇患者有便血、大便习惯改变、大便形状改变等症状，均应行直肠指诊。指诊可查出癌肿的部位，距肛缘的距离，癌肿的大小、范围、固定程度、与周围脏器的关系等。故本题选A。

2.（2016年A型题）下列疾病中，可出现杵状指（趾）的是

A．肝硬化　　B．慢性支气管炎　　C．肢端肥大症　　D．缺铁性贫血

【答案与解析】2．A。杵状指（趾）是手指或足趾末端增生，肥厚、增宽、增厚，指甲从根部到末端拱形隆起呈杵状。其发生机制可能与肢体末端慢性缺氧、代谢障碍及中毒性损害有关，缺氧时末端肢体毛细血管增生扩张，因血流丰富、软组织增生，末端膨大。常见于以下疾病。①呼吸系统疾病，如慢性肺脓肿、支气管扩张、特发性肺纤维化和支气管肺癌。②某些心血管疾病，比如发绀型先天性心脏病、急性感染性心内膜

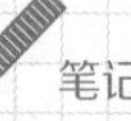
笔记

炎。③营养障碍性疾病，如肝硬化。故本题选A。

3.（2021年A型题）女性，35岁。近2个月来渐进性乏力、心悸、头晕来诊，平素食欲差，近5年来月经长期每20天左右一次，每次持续7～8天，量多。查体：体温（T）37.2℃，脉搏（P）162次/分，血压（BP）108/68mmHg，皮肤干燥，睑结膜苍白，双肺查体（－），心律整齐，心尖部可闻及3/6级收缩期吹风样杂音，肝脾肋下未及，下肢不肿。该患者可能出现的体征是

A. 杵状指　　B. 爪形手　　C. 匙状指　　D. 手末端指节肿大

【答案与解析】3．C。①该患者为年轻女性，5个月来月经不调，2个月来出现贫血表现，考虑为缺铁性贫血。②缺铁性贫血可出现指甲扁平，呈匙状甲，故本题选C。③缺铁性贫血患者平均红细胞体积减小，外周血可见大小不等的红细胞，白细胞和血小板计数可正常或减低，也有部分患者血小板计数增高。血涂片见镰形细胞见于镰状细胞贫血。

4.（2022年X型题）属于非结构性脊柱侧凸的原因有

A．姿势性脊柱侧凸　　B．癔症性脊柱侧凸

C．神经根受刺激脊柱侧凸　　D．先天性脊柱侧凸

【答案与解析】4．ABC。脊柱侧凸按照病因可以分为姿势性或器质性两种，又称非结构性和结构性。①非结构性脊柱侧凸是指某些原因引起的暂时性侧弯，改变体位可得到纠正，如平卧或向前弯腰时侧凸常可消失。常见于姿势性侧凸、椎间盘突出引起的坐骨神经痛、癔症性侧凸、脊髓灰质炎后遗症等。故本题选ABC。②结构性脊柱侧凸的特点是改变体位不能使侧凸得到纠正。常见病因有先天性发育不全、肌肉麻痹、营养

不良、慢性胸膜肥厚、胸膜粘连、肩部或胸廓畸形等。

二、知识点总结

本周知识点考点频率统计见表8-1。

表8-1 脊柱、四肢与关节、直肠与肛门检查考点频率统计表（2012—2022年）

年 份	脊柱检查		四肢与关节检查			直肠与肛门检查	
	脊柱弯曲度	脊柱活动度、压痛与叩击痛、脊柱特殊试验	肩关节及肘关节	腕关节及手	髋关节、膝关节、踝关节与足	直肠视诊	直肠指诊
2022	√						
2021				√			
2020							
2019							
2018							
2017							
2016				√			
2015							√
2014							
2013							
2012							

笔记

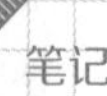

笔记

（一）脊柱检查

1. 脊柱弯曲度

（1）生理性弯曲：正常人直立时，脊柱从侧面观有呈S状的四个生理弯曲，即颈段稍向前凸、胸段稍向后凸、腰椎明显向前凸、骶椎明显向后凸。

（2）病理性变形：可分为以下四种类型。①颈椎变形：先天性斜颈等。②脊柱后凸（驼背）：佝偻病、脊柱结核、强直性脊柱炎、脊椎退行性变、脊椎骨软骨炎、脊椎压缩性骨折等。③脊柱前凸：晚期妊娠、大量腹水、腹腔巨大肿瘤、髋关节结核、先天性髋关节后脱位等。④脊柱侧凸：可分为姿势性和器质性两种。姿势性侧凸常见于发育期姿势不良、椎间盘突出症、癔症性侧弯、脊髓灰质炎后遗症等；器质性侧凸常见于先天性脊柱发育不全、肌肉麻痹、营养不良、慢性胸膜肥厚、胸膜粘连、肩部或胸廓的畸形等。

2. 脊柱活动度

（1）正常活动度：颈椎段和腰椎段的活动范围最大，胸椎段活动范围最小，骶椎和尾椎几乎无活动性。

（2）活动受限：主要涉及颈椎和腰椎。①颈椎段活动受限：颈部肌纤维炎及韧带受损、颈椎病、结核或肿瘤浸润、颈椎外伤或关节脱位等。②腰椎段活动受限：腰部肌纤维炎及韧带受损、椎间盘突出、腰椎结核或肿瘤、腰椎骨折或脱位等。

3. 脊柱压痛与叩击痛

（1）压痛：检查方法为检查者以右手拇指从枕骨粗隆开始自上而下逐个按压脊椎棘突及椎旁肌肉。

（2）叩击痛：检查方法有以下两种。①直接叩击法：用中指或叩诊锤垂直叩击各锥体的棘突，多用于检查脊椎与腰椎。②间接叩击法：嘱患者坐位，医师将左手掌面置于患者头顶，右手半握拳以小鱼际肌部位叩击左手背，观察有无疼痛，疼痛阳性见于脊柱结核、脊椎骨折及腰椎间盘突出等。

4. 脊柱检查的几种特殊试验

（1）颈椎特殊试验：常见检查方法及临床意义如下。①Jackson压头试验：出现颈痛或上肢放射痛为阳性，见于颈椎病和颈椎间盘突出。②前屈旋颈试验：颈椎处疼痛为阳性，提示颈椎小关节的退行改变。③颈静脉加压试验：颈部及上肢疼痛加重为阳性，为根性颈椎病。④旋颈试验：出现头昏、头痛、视力模糊症状提示椎动脉型颈椎病。

（2）腰骶椎的特殊试验：常见检查方法及临床意义如下。①摇摆试验：腰部疼痛为阳性，多见于腰骶部病变。②拾物试验：患者先以一手扶膝蹲下，腰部挺直用手接近物品为阳性，多见于腰椎病变如腰椎间盘脱出、腰肌外伤及炎症。③直腿抬高试验：又称拉塞格（Lasegue）征，下肢抬高不足70°且伴有下肢后侧的放射性疼痛为阳性，见于腰椎间盘突出症、单纯性坐骨神经痛。④屈颈试验：出现下肢放射性痛为阳性，见于腰椎间盘突出症的“根肩型”患者。⑤股神经牵拉试验：大腿前方出现放射痛为阳性，可见于高位腰椎间盘突出症。

（二）四肢与关节检查

1. 上肢

（1）长度：应测量下列三个部位的长度。①全上肢长度：肩峰至桡骨茎突或中指指尖的距离。②上臂长度：肩峰至尺骨鹰嘴的距离。③前臂长度：鹰嘴突至尺骨茎突的

笔记

距离。

（2）肩关节：常见异常表现及临床意义如下。①方肩：肩关节脱位或三角肌萎缩。②耸肩：先天性肩胛高耸症、脊柱侧凸。③戴肩章状肩：外伤性肩锁关节脱位。④冻结肩：肩关节周围炎。⑤搭肩试验阳性：肩关节脱位。

（3）腕关节与手：正常外观、异常外观及临床意义如下。①手的功能位：腕背伸30°并稍偏尺侧，拇指于外展时掌屈曲位，其余各指屈曲，呈握茶杯姿势。②手的休息位：呈半握拳状，腕关节稍背伸约20°，向尺侧倾斜约10°，拇指尖靠达示指关节的桡侧，其余四指呈半屈曲状。③手部畸形见表8-2。杵状指（趾）为手指或足趾末端增生、肥厚、增宽、增厚，指甲从根部到末端拱形隆起呈杵状。发生机制与肢体端的慢性缺氧、代谢障碍及中毒性损害有关，此时肺及肝破坏去氧血红蛋白的能力减弱，加上缺氧时末梢毛细血管增生扩张，最终导致指（趾）端血流丰富，末端膨大。常见于呼吸系统疾病（如支气管肺癌、支气管扩张、肺脓肿等）、心血管疾病（如发绀型先天性心脏病、感染性心肌炎、亚急性感染性心内膜炎等）、营养障碍性疾病（如吸收不良综合征、Crohn病、溃疡性结肠炎，肝硬化等）、其他（如锁骨下动脉瘤，可引起同侧的单侧杵状指）。

表8-2　几种常见腕关节及手部畸形的种类及病因

畸　形	腕垂症	猿　掌	爪形手	餐叉样畸形	杵状指（趾）	匙状甲
病因	桡神经损伤	正中神经损伤	尺神经损伤	科利斯（Colles）骨折	呼吸及心血管系统疾病，营养障碍性疾病	缺铁性贫血、高原疾病、风湿热、甲癣

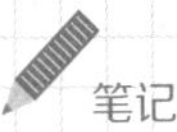
笔记

2. 下肢

（1）髋关节：常见异常表现如下。①步态：跛行、鸭步、呆步。②畸形：内收畸形、外展畸形、旋转畸形。③压痛：髋关节有积液时有波动感，触及坚韧饱满可能为髋关节前脱位，触及空虚可能为后脱位。

（2）膝关节：常见异常表现及临床意义如下。①膝外翻（X形腿）：佝偻病。②膝内翻（O形腿）：小儿佝偻病。③膝反张：小儿麻痹症后遗症、膝关节结核。④浮髌试验：阳性提示中等量关节积液（≥50ml）。⑤侧方加压试验：膝关节内侧阳性提示内侧副韧带损伤，膝关节外侧阳性提示外侧副韧带损伤。

（3）踝关节与足：足部常见畸形有扁平足、弓形足、马蹄足、跟足畸形、足内翻（常见于脊髓灰质炎后遗症）、足外翻（见于胫前胫后肌麻痹）。

（三）直肠与肛门检查

1. 直肠指诊方法　医生右手示指戴指套或手套，并涂以润滑剂，将示指置于肛门外口轻轻摩擦，等患者肛门括约肌适应放松后，再徐徐插入肛门、直肠内。

2. 直肠指诊常见异常

（1）直肠剧烈触痛，常因肛裂及感染引起。

（2）触痛伴有波动感见于肛门、直肠周围脓肿。

（3）直肠内触及柔软、光滑而有弹性的包块常为直肠息肉。

（4）触及坚硬凹凸不平的包块，应考虑直肠癌。

（5）指诊后指套表面带有黏液、脓液或血液，应取其涂片镜检或做细菌学检查。

笔记

3. 直肠指诊适应证

(1)检查肛管、直肠等肠道疾病。

(2)男性还可检查前列腺与精囊。

(3)女性还可检查子宫颈、子宫、输卵管等。

(4)检查盆腔的疾病如阑尾炎、髂窝囊肿等。

拓展练习及参考答案

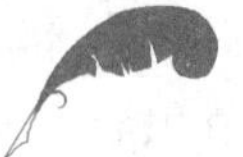

拓展练习

【填空题】

1. 正常人直立时颈段稍向(　　),胸段稍向(　　),腰段明显向(　　),骶椎明显向(　　)。
2. 脊柱病变时主要表现为(　　)、(　　)、(　　)。
3. 脊柱各段中(　　)和(　　)活动范围最大,(　　)活动范围最小。
4. 足内翻畸形常见于(　　),足外翻多见于(　　)。

【判断题】

1. 脊柱后凸又称驼背,多发生于颈段脊柱。
2. 脊柱结核多在青少年时期发病,有特征性成角畸形,属于一种脊柱后凸。
3. 手的功能位呈半握拳状,腕关节稍背伸约20°,外伤固定按功能位。
4. 膝外翻和膝内翻均可见于佝偻病。
5. 触及髋关节时如硬韧饱满可能为髋关节前脱位,若该处空虚可能为后脱位。
6. 杜加斯(Dugas)征阳性提示肩关节脱位。

笔记

【名词解释】

1. Lasegue征

2. 反甲

3. 浮髌试验

【选择题】

A型题

1. 对重症患者进行直肠指诊应采取的体位为

A. 肘膝位　B. 截石位　C. 左侧卧位　D. 右侧卧位　E. 仰卧位

2. 检查脊柱的正确体位是

A. 仰卧位　B. 右侧卧位　C. 左侧卧位　D. 坐位　E. 膝胸卧位

3. 关于扁平足的叙述，下列哪项是不正确的是

A. 足底变平　B. 直立时足底中部内侧不能着地　C. 患者不能持久站立

D. 多为先天性异常　E. 影响长途行走及行进速度

4. 支气管肺癌患者常出现

A. 匙状甲　B. 杵状指　C. 肢端肥大症　D. 膝内、外翻　E. 足内、外翻

B型题

（5～7题共用选项）

A. 桡神经损伤　B. 尺神经损伤　C. 正中神经损伤　D. Colles骨折　E. 贫血

5. 猿掌见于

6. 爪形手见于

7. 腕垂症见于

笔记

X型题

8. 脊柱过度向前凸出性弯曲的常见原因是

A. 晚期妊娠　B. 大量腹水　C. 髋关节结核

D. 腹腔巨大肿瘤　E. 先天性髋关节脱位

9. 脊柱姿势性侧凸的常见原因是

A. 儿童期坐姿经常不正　B. 一侧下肢较另一侧短　C. 坐骨神经痛

D. 脊髓灰质炎后遗症　E. 肩部或胸廓畸形

10. 脊柱器质性侧凸的常见原因是

A. 慢性胸膜肥厚　B. 胸膜粘连　C. 营养不良

D. 佝偻病　E. 椎间盘突出症

【问答题】

试述杵状指（趾）的定义、发生机制及临床意义。

参考答案

【填空题】

1. 前凸；后凸；前凸；后凸

2. 局部疼痛；姿势或形态异常；活动度受限

3. 颈椎段；腰椎段；胸椎段

4. 脊髓灰质炎后遗症；胫前胫后肌麻痹

【判断题】

1. ×　多发生于胸段脊柱。

2. √

笔记

3. × 手的功能位为腕背伸30°并稍偏尺侧，拇指于外展时掌屈曲位，其余各指屈曲，呈握茶杯姿势。

4. √

5. √

6. √

【名词解释】

1. Lasegue征 即直腿抬高试验，患者仰卧，双下肢平伸，检查者一手握患者踝部，一手置于大腿伸侧，分别做直腿抬高动作，腰与大腿正常可达80°～90°。若抬高不足70°，且伴有下肢后侧的放射性疼痛，则为阳性。见于腰椎间盘突出症，也可见于单纯性坐骨神经痛。

2. 反甲 即匙状甲，特点为指甲中央凹陷，边缘翘起，指甲变薄，表面粗糙有条纹。常见于缺铁性贫血和高原疾病，偶见于风湿热及甲癣。

3. 浮髌试验 患者取平卧位，下肢伸直放松，医生一手虎口卡于膝髌骨上极，并加压压迫髌上囊，使关节液集中于髌骨底面，另一手示指垂直压髌骨并迅速抬起，按压时髌骨与关节面有触碰感，松手时髌骨浮起，即为浮髌试验阳性，提示有中等量以上关节积液（50ml）。

【选择题】

A型题 1. C 2. D 3. B 4. B

B型题 5. C 6. B 7. A

X型题 8. ABCDE 9. ABCD 10. ABC

【问答题】

答案见知识点总结（二）1（3）③。

笔记

第9周　神经系统检查

一、考研真题解析

1.（2020年A型题）女性，60岁。乏力，怕冷，嗜睡，既往有高血压病史。查体：T 35.9℃，心率（HR）80次/分，BP 130/80mmHg。既往有心脏病史，叩诊心浊音界扩大，S_1低钝。双下肢水肿，踝反射减低。该患者应首先考虑的疾病诊断是

A．甲状腺功能减退症　　B．扩张型心肌病

C．结核性心包炎　　D．干燥综合征

【答案与解析】1．A。跟腱反射又称踝反射。检查方法为患者仰卧，髋及膝关节屈曲，下肢取外旋外展位，检查者左手将患者足部背屈成直角，以叩诊锤叩击跟腱，反应为腓肠肌收缩，足向跖面屈曲。跟腱反射的反射中枢为骶髓1～2节，反射迟钝多见于甲状腺功能减退症。故本题选A。

2.（2022年A型题）男性，42岁。患肝硬化5年，腹痛、腹胀、发热3天，表情淡漠，嗜睡1天，对该患者意识障碍病因诊断最有意义的体征是

A．腹壁反射消失　　B．膝反射亢进

C．扑翼样震颤　　D．巴宾斯基（Babinski）征阳性

【答案与解析】2．C。①腹壁反射消失分别见于7～8节、9～10节、11～12节

笔记

平面的胸髓病损，双侧上、中、下部反射消失也见于昏迷和急性腹膜炎患者，一侧上、中、下部腹壁反射均消失见于同侧锥体束病损。肥胖、老年及经产妇由于腹壁过于松弛也会出现腹壁反射减弱或消失。②膝反射亢进见于锥体束受损、神经系统兴奋、甲状腺功能亢进症等。③Babinski征阳性表现为踇趾背伸，余趾呈扇形展开，提示锥体束病损。④该患者中年男性，有肝硬化病史，出现意识障碍考虑肝性脑病，肝性脑病的典型体征为扑翼样震颤。故本题选C。

二、知识点总结

本周知识点考点频率统计见表9-1。

表9-1　神经系统检查考点频率统计表（2012—2022年）

年　份	脑神经检查	运动功能检查	感觉功能检查	神经反射检查				自主神经功能检查
				浅反射	深反射	病理反射	脑膜刺激征	
2022		√		√	√	√		
2021								
2020					√			
2019								
2018								
2017								

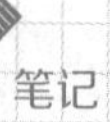

笔记

续 表

年 份	脑神经检查	运动功能检查	感觉功能检查	神经反射检查				自主神经功能检查
				浅反射	深反射	病理反射	脑膜刺激征	
2016								
2015								
2014								
2013								
2012								

（一）脑神经检查

1. **嗅神经** 压住一侧鼻孔，用患者熟悉的、无刺激性气味的物品置于另一鼻孔下，让患者辨别嗅到的各种气味。换另一侧测试并双侧比较。嗅觉功能障碍如能排除鼻黏膜病变，常见于同侧嗅神经损害。

2. **视神经** 视力、视野、眼底检查。

3. **眼球运动神经（动眼神经、滑车神经、展神经）** 检查中发现眼球运动向内、向上及向下活动受限，以及上睑下垂、调节反射消失均提示有动眼神经麻痹。眼球向下及向外运动减弱，提示滑车神经有损害。眼球向外转动障碍则为展神经受损。瞳孔反射异常可由动眼神经或视神经受损所致。眼球运动神经麻痹可出现相应眼外肌功能障碍导致麻痹性斜视，单侧眼球运动神经麻痹可导致复视。

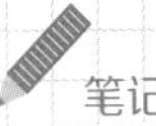
笔记

4. **三叉神经**

（1）面部感觉：周围性感觉障碍表现为患侧患支（眼支、上颌支、下颌支）分布区各种感觉缺失；核性感觉障碍表现为葱皮样感觉障碍。

（2）角膜反射：直接与间接角膜反射皆消失见于三叉神经病变；间接反射存在，但直接反射消失见于患侧面神经瘫痪。

（3）运动功能：一侧三叉神经运动纤维受损时，病侧咀嚼肌肌力减弱或出现萎缩，张口时由于翼状肌瘫痪，下颌偏向病侧。

5. **面神经**

（1）运动功能：一侧面神经周围性损害时病侧额纹减少、睑裂增大、鼻唇沟变浅，不能皱额、闭眼等；中枢性损害时病灶对侧下半部面部表情肌瘫痪。

（2）味觉：面神经损害者舌前2/3味觉丧失。

6. **位听神经**

（1）听力检查：耳蜗神经功能检查。

（2）前庭功能检查：若前庭功能障碍则眼球震颤反应减弱或消失。

7. **舌咽神经、迷走神经**

（1）运动功能：一侧神经损害，该侧软腭上抬减弱，悬雍垂偏向健侧；双侧神经麻痹时，悬雍垂居中，双侧软腭上抬受限，甚至不能上抬。

（2）咽反射：神经损害者患侧咽反射迟钝或消失。

（3）感觉：舌后1/3味觉减退为舌咽神经损害。

8. **副神经**　副神经受损时，向对侧转头及同侧耸肩无力或不能，同侧胸锁乳突肌

笔记

及斜方肌萎缩。

9. **舌下神经** 单侧舌下神经麻痹时伸舌舌尖偏向病侧，双侧麻痹者不能伸舌。

（二）运动功能检查

1. **肌容积** 肌萎缩见于下运动神经元损害、肌肉疾病、长期失用等情况。肌肉假性肥大见于进行性肌营养不良患者。

2. **肌力**

（1）定义：肌力是指肌肉运动时的最大收缩力。

（2）检查方法：检查时令患者做肢体伸屈动作，检查者从相反方向给予阻力，测试患者对阻力的克服力量，并注意两侧比较。

（3）分级：肌力可分为如下六级。0级：完全瘫痪，测不到肌肉收缩。1级：仅测到肌肉收缩，但不能产生动作。2级：肢体在床面上能水平移动，但不能抵抗自身重力，即不能抬离床面。3级：肢体能抬离床面，但不能抗阻力。4级：能作抗阻力动作，但不完全。5级：正常肌力。

（4）临床意义：不同程度的肌力减退可分别称为完全性瘫痪和不完全性瘫痪（轻瘫）。不同部位或不同组合的瘫痪命名及临床意义如下。①单瘫：单一肢体瘫痪，多见于脊髓灰质炎。②偏瘫：为一侧肢体（上、下肢）瘫痪，常伴有同侧脑神经损害，多见于颅内病变或脑卒中。③交叉性偏瘫：为一侧肢体瘫痪及对侧脑神经损害，多见于脑干病变。④截瘫：为双侧下肢瘫痪，是脊髓横贯性损伤的结果，见于脊髓外伤、炎症等。

3. **肌张力**

（1）定义：指静息状态下的肌肉紧张度和被动运动时遇到的阻力，其实质是一种牵张反射，即骨骼肌受到外力牵拉时产生的收缩反应，通过反射中枢控制。

（2）肌张力增高：可表现为以下两种情况。①痉挛状态（折刀现象）：被动伸屈其肢体，起始阻力大，终末突然阻力减弱，为锥体束损害的表现。②铅管样强直：伸肌和屈肌的肌张力均增高，做被动运动时各个方向的阻力增加是均匀一致的，为锥体外系损害的表现。

（3）肌张力降低：肌肉松软，伸屈其肢体时阻力低，关节运动范围扩大，见于下运动神经元病变（如周围神经炎、脊髓前角灰质炎等）、小脑病变和肌源性病变等。

4. 不自主运动

（1）震颤：两组拮抗肌交替收缩，有以下两种类型。①静止性震颤：静止时表现明显，运动时减轻，睡眠时消失，常伴肌张力增高，见于帕金森病。②意向性震颤：休息时消失，动作时发生，越近目的物越明显，见于小脑疾病。

（2）舞蹈样运动：多见于儿童期风湿性舞蹈病、遗传性舞蹈病及抗精神病药物影响。

（3）手足徐动：见于脑性瘫痪、肝豆状核变性、脑基底节变性。

5. 共济运动

（1）指鼻试验：小脑半球病变时同侧指鼻不准，睁眼时指鼻准确，闭眼时出现障碍为感觉性共济失调。

（2）跟－膝－胫试验：小脑损害时，动作不稳，感觉性共济失调者闭眼时足跟难以寻到膝盖。

（3）快速轮替动作：共济失调者动作缓慢、不协调。

笔记

（4）闭目难立征：又称龙贝格（Romberg）征，阳性为小脑病变，睁眼时能站稳而闭眼时站立不稳为感觉性共济失调。

（三）感觉功能检查

1. 浅感觉检查

（1）痛觉：根据痛觉障碍类型可分为正常、过敏、减退或消失，痛觉障碍见于脊髓丘脑侧束损害。

（2）触觉：触觉障碍见于脊髓丘脑前束和后索病损。

（3）温度觉：温度觉障碍见于脊髓丘脑侧束损害。

2. 深感觉检查

（1）运动觉：运动觉障碍见于后索病损。

（2）位置觉：位置觉障碍见于后索病损。

（3）震动觉：震动觉障碍见于后索病损。

3. 复合感觉检查

（1）皮肤定位觉：功能障碍见于皮质病变。

（2）两点辨别觉：手指的辨别距离是2mm，舌是1mm，足趾是3～8mm，手掌是8～12mm，后背是40～60mm。触觉正常而两点辨别觉障碍时为额叶病变。

（3）实体觉：功能障碍见于皮质病变。

（4）体表图形觉：如有障碍常为丘脑水平以上病变。

（四）神经反射检查

1. 浅反射 为刺激皮肤、黏膜或角膜等引起的反应。

（1）角膜反射：见（一）4（2）。

（2）腹壁反射：检查时患者仰卧，下肢稍屈曲，使腹壁松弛，用钝头竹签分别沿肋缘下（胸髓7～8节）、脐平（胸髓9～10节）及腹股沟上（胸髓11～12节）的方向，由外向内轻划两侧腹壁皮肤，分别称为上、中、下腹壁反射。正常反应为上、中或下部局部腹肌收缩。异常反应表现为反射消失，可分别见于上述不同平面的胸髓病损。双侧上、中、下部反射消失见于昏迷和急性腹膜炎患者；一侧上、中、下部腹壁反射均消失见于同侧锥体束病损；肥胖、老年人及经产妇由于腹壁过于松弛也会出现腹壁反射减弱或消失。

（3）提睾反射：双侧反射消失为腰髓1～2节病损，一侧上、中、下部腹壁反射均消失见于同侧锥体束病损。

（4）跖反射：反射消失为骶髓1～2节病损。

（5）肛门反射：反射障碍为骶髓4～5节或肛尾神经病损。

2. 深反射 根据反射强度的不同，通常可分为消失（0）、减弱（＋）、正常（＋＋）、增强（＋＋＋）、阵挛（＋＋＋＋）。

（1）肱二头肌反射：反射中枢为颈髓5～6节。

（2）肱三头肌反射：反射中枢为颈髓6～7节。

（3）桡骨膜反射：反射中枢为颈髓5～6节。

（4）膝反射：反射中枢为腰髓2～4节。

（5）跟腱反射：反射中枢为骶髓1～2节。

（6）阵挛：指锥体束以上病变，常见的有以下两种类型。①踝阵挛：阳性表现为腓

笔记

肠肌与比目鱼肌发生连续性节律性收缩，导致足部呈现交替性屈伸动作。②髌阵挛：阳性表现为股四头肌发生节律性收缩使髌骨上下移动。

注意阵挛为病理性，前述5种深反射均为生理性。

3. **病理反射** 存在病理反射提示锥体束病损，如果是1岁半以内的婴幼儿出现该种反射为非病理性。常见病理反射见表9-2。

表9-2 病理反射

病理反射	巴宾斯基（Babinski）征	奥本海姆（Oppenheim）征	戈登（Gordon）征	查多克（Chaddock）征	霍夫曼（Hoffmann）征
检查方法	用竹签沿足底外侧缘，由后向前至小趾近跟部并转向内侧	检查者弯曲示指及中指，沿患者胫骨前缘用力由上向下滑压	用手以一定力量捏压腓肠肌	用竹签沿足背外踝下方，由后向前至蹋趾近跟部转向外侧	检查者左手持患者腕部，以右手中指与示指夹住患者中指并稍向上提，使腕关节处于轻度过伸位，以拇指迅速弹刮患者的中指指甲
阳性表现	蹋趾背伸，余趾呈扇形展开	同Babinski征	同Babinski征	同Babinski征	除中指外其余四指掌屈

4. **脑膜刺激征** 脑膜刺激征阳性见于脑膜炎、蛛网膜下腔出血和颅内压增高等。常见脑膜刺激征见表9-3。

笔记

表9-3 脑膜刺激征

脑膜刺激征	颈强直	克尼格（Kernig）征	布鲁津斯基（Brudzinski）征
检查方法	患者仰卧，检查者以一手托患者枕部，另一只手置于胸部做屈颈动作	患者仰卧，一侧下肢髋、膝关节屈曲成直角，检查者将患者小腿抬高伸膝	患者去枕仰卧，下肢伸直，检查者一手托起患者枕部，另一手按于其胸前
阳性表现	抵抗力增强	伸膝受阻且伴疼痛与屈肌痉挛	当头部前屈时，双髋与膝关节同时屈曲

（五）自主神经功能检查

1. **眼心反射** 加压眼球两侧20～30秒后计数脉率，减少超过12次/分为副交感（迷走）神经功能增强，迷走神经麻痹则无反应。如脉率加速则提示交感神经功能亢进。

2. **卧立位试验** 由卧位到立位脉率增加超过10～12次/分为交感神经兴奋性增强；由立位到卧位脉率减慢超过10～12次/分为迷走神经兴奋性增强。

3. **皮肤划痕试验** 钝头竹签在皮肤适当加压划一条线，如白色划痕持续存在超过5分钟，提示交感神经兴奋性增高，如红色划痕迅速出现、持续时间较长、明显增宽甚至隆起则提示副交感神经兴奋性增高或交感神经麻痹。

4. **竖毛反射** 将冰块置于患者颈部或腋窝，根据竖毛肌收缩障碍部位判断交感神经功能障碍部位。

5. **发汗试验** 常用碘淀粉法处理好待试验部位，在皮下注射毛果芸香碱，出汗部位淀粉变蓝，无汗处皮肤颜色不变，以此协助判断交感神经功能障碍范围。

笔记

6. **瓦尔萨尔瓦（Valsalva）动作** 深吸气后屏气状态下用力做呼气动作10～15秒。如期间最长心搏间期与最短心搏间期比值小于1.4，则提示压力感受器功能不灵敏或其反射弧的传入纤维或传出纤维损害。

拓展练习及参考答案

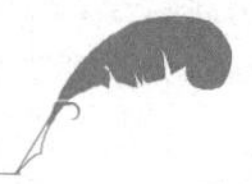

拓展练习

【填空题】

1. 浅感觉包括（ ）、（ ）、（ ）。
2. 瞳孔反射异常可由（ ）或（ ）受损所致。
3. 直接与间接角膜反射皆消失见于（ ）神经病变；间接反射存在，但直接反射消失见于患侧（ ）神经瘫痪。
4. 复合感觉包括（ ）、（ ）、（ ）、（ ）。
5. 不自主运动包括（ ）、（ ）、（ ）。

【判断题】

1. 舌后1/3的味觉减退为面神经损害。
2. 单侧舌下神经麻痹时伸舌舌尖偏向患侧。
3. 不自主运动多为锥体束损害的表现。
4. 深反射强度分为5级，其中“＋＋＋＋”级为正常反射。
5. Brudzinski征检查时受检者应去枕平卧。

【名词解释】

1. 肌张力

笔记

2．铅管样强直

3．Babinski征

【选择题】

A型题

1．滑车神经受损时出现

A．眼球向内活动受限　B．眼球向上活动受限　C．眼球向上及外展运动减弱

D．眼球向下及外展运动减弱　E．眼球震颤

2．关于肌张力的描述，下列哪项是正确的

A．是指肢体做某种主动运动时肌肉最大的收缩力

B．除肌肉的收缩力外，还可用动作的幅度与速度来衡量

C．是指静息状态下的肌肉紧张度

D．肌张力增加可表现为关节过伸

E．肌张力减弱见于锥体束损害

3．患者锥体外系损害时，肌张力改变为

A．折刀现象　B．痉挛性增高　C．齿轮样强直　D．铅管样强直　E．“搓丸”样动作

4．共济运动检查方法不包括

A．Kernig征　B．Romberg征　C．指鼻试验　D．轮替动作　E．跟－膝－胫试验

5．下列哪项属病理反射

A．Romberg征　B．拉塞格（Lasegue）征　C．Gordon征

D．Kernig征　E．Brudzinski征

6．下列哪些项目属于脑膜刺激征

A．颈强直　B．Lasegue征　C．Romberg征　D．Babinski征　E．Gordon征

笔记

B型题

（7～9题共用选项）

A．骶髓1～2节　B．颈髓5～6节　C．颈髓6～7节　D．腰髓2～4节　E．骶髓4～5节

7．肱二头肌反射中枢为

8．跟腱反射中枢为

9．跖反射中枢为

（10～12题共用选项）

A．伸膝受阻且伴疼痛与屈肌痉挛

B．头部前屈时，双髋与膝关节同时屈曲

C．踇趾背伸，余趾呈扇形展开

D．足部交替屈伸

E．髌骨上下移动

10．Oppenheim征阳性表现为

11．踝阵挛阳性表现为

12．Kernig征阳性表现为

X型题

13．下列哪些感觉属于深感觉

A．触觉　B．运动觉　C．位置觉　D．震动觉　E．皮肤定位觉

14．下列哪些体征与Babinski征临床意义相同

A．Chaddock征　B．Oppenheim征　C．Gordon征　D．Hoffmann征　E．贡达（Gonda）征

15．下列哪些反射属于深反射

A．踝反射　B．膝反射　C．跖反射　D．提睾反射　E．桡骨膜反射

笔记

【问答题】

1. 肌力的定义、分级和临床意义。
2. 简述腹壁反射方法及临床意义。

参考答案

【填空题】

1. 痛觉；触觉；温度觉
2. 动眼神经；视神经
3. 三叉；面
4. 皮肤定位觉；两点辨别觉；实体觉；体表图形觉
5. 震颤；舞蹈样运动；手足徐动

【判断题】

1. × 舌后1/3的味觉减退为舌咽神经损害，舌前2/3味觉丧失为面神经损害。
2. √
3. × 多为锥体外系损害。
4. × “++”级为正常反射强度，“++++”级为反射亢进并伴阵挛。
5. √

【名词解释】

1. 肌张力 静息状态下的肌肉紧张度和被动运动时遇到的阻力。
2. 铅管样强直 伸肌和屈肌的肌张力均增高，做被动运动时各个方向的阻力增加是均匀一致的，为锥体外系损害的表现。
3. Babinski征 患者仰卧，下肢伸直，检查者用竹签沿患者足底外侧缘，由后向前至小趾近跟部并

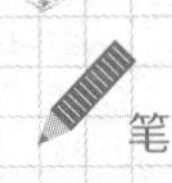

笔记

转向内侧，阳性反应为踇趾背伸，余趾呈扇形展开。

【选择题】

A型题 1. D 2. C 3. D 4. A 5. C 6. A

B型题 7. B 8. A 9. A 10. B 11. D 12. A

X型题 13. BCD 14. ABCD 15. ABE

【问答题】

1. 答案见知识点总结（二）2。

2. 答案见知识点总结（四）2（2）。

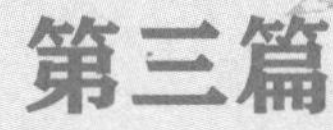

第三篇

实验诊断

第10周　临床血液学检测

笔记

一、考研真题解析

1.（2012年X型题）外周血中全细胞计数减少可见于

A．再生障碍性贫血　　B．巨幼细胞贫血

C．阵发性睡眠性血红蛋白尿　　D．自身免疫性溶血性贫血

【答案与解析】1．ABC。外周血中全血细胞计数减少可见于再生障碍性贫血、巨幼细胞贫血、阵发性睡眠性血红蛋白尿、骨髓增生异常综合征（MDS）、伊文思（Evans）综合征、急性白血病等，故本题选ABC。自身免疫性溶血性贫血可有红细胞计数减少，白细胞计数常增多，血小板计数大多正常。

2.（2013年A型题）男性，23岁。因乏力10天、牙龈出血伴皮肤瘀斑4天入院，既往体健。实验室检查：Hb 76g/L，WBC 25×10^9/L，PLT 29×10^9/L。骨髓增生明显活跃，原始细胞占比0.60，过氧化物酶（POX）染色（-），过碘酸希夫（PAS）染色（+）成

笔记

块，非特异性酯酶（NSE）染色（-）。该患者的诊断是

A．急性淋巴细胞白血病　　B．急性粒细胞白血病

C．急性单核细胞白血病　　D．急性红白血病

【答案与解析】2．A。该青年男性患者呈急性病程，有贫血（乏力）和出血（牙龈出血、皮肤瘀斑）表现，骨髓检查原始细胞占比＞30%，诊断为急性白血病，根据细胞化学染色结果支持急性淋巴细胞白血病，故本题选A。而急性粒细胞白血病和急性单核细胞白血病的POX染色不会是阴性，也不会PAS染色（＋）成块，急性红白血病一定要有明显的红系异常增生。

3．（2014年A型题）男性，45岁。逐渐乏力、心悸2个月来诊，病后偶有上腹部不适，进食正常，体重略有下降，大小便正常，既往体健。查体：贫血貌，皮肤未见出血点，浅表淋巴结不大，巩膜无黄染，心肺腹检查未见明显异常。辅助检查：Hb 78g/L，平均红细胞容积（MCV）75fl，平均红细胞血红蛋白浓度（MCHC）290 g/L，WBC 7.2×10^9/L，PLT 260×10^9/L，中性粒细胞占比0.70，淋巴细胞占比0.30。粪便隐血试验阳性。该患者最可能的诊断是

A．缺铁性贫血　　B．铁粒幼细胞贫血　　C．慢性病性贫血　　D．肾性贫血

【答案与解析】3．A。患者中年男性，检查结果显示Hb 78g/L，MCV 75fl，MCHC 290g/L，呈小细胞低色素性贫血。患者2月来上腹不适，体重下降，粪便隐血阳性，可能伴有胃部疾病，故判断为缺铁性贫血，本题选A。铁粒幼细胞贫血为遗传或不明原因导致的红细胞铁利用障碍性贫血。慢性病性贫血是由慢性炎症感染或肿瘤等引起的铁代谢异常性贫血，病程长。肾性贫血在出现贫血症状前常有明显的肾功能障碍的症状。

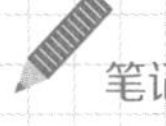
笔记

4.（2015年A型题）下列急性白血病患者的白血病细胞镜检时，无奥氏（Auer）小体的类型是

A. 急性淋巴细胞白血病
B. 急性粒细胞白血病部分分化型
C. 急性早幼粒细胞白血病
D. 急性单核细胞白血病

【答案与解析】4. A。在白血病患者中，Auer小体即奥氏小体，又称“棒状小体”，仅见于急性髓细胞性白血病（AML），有独立诊断意义。AML的主要类型有急性早幼粒细胞白血病、急性粒－单核细胞白血病和急性单核细胞白血病。急性淋巴细胞白血病中无Auer小体。

5.（2016年A型题）下列外周血血液检查最有助于判断骨髓增生程度的是

A. 血红蛋白测定
B. 红细胞计数
C. 网织红细胞计数
D. 血细胞比容测定

【答案与解析】5. C。网织红细胞计数间接反映骨髓红系增生（或对贫血的代偿）情况，故本题选C。血常规检查可以确定有无贫血，血红蛋白测定为贫血严重程度的判定提供依据。MCV、平均红细胞血红蛋白量（MCH）及MCHC反映红细胞大小及血红蛋白改变，为贫血的病理机制诊断提供相关线索。

6.（2017年A型题）下列检查结果支持溶血性贫血的是

A. 尿中尿胆原排泄减少
B. 血清非结合胆红素减少
C. 血清结合珠蛋白减少
D. 血网织红细胞减少

【答案与解析】6. C。溶血性贫血时，尿中尿胆原排泄增加、血清非结合胆红素升高、血清结合珠蛋白减少、血清网织红细胞升高，故本题选C。

笔记

7.（2017年A型题）女性，42岁。2个月来进行性乏力、头晕、心悸、食欲缺乏，查体：面色苍白，心率110次/分。实验室检查：Hb 72g/L，MCV 124fl，MCH 40pg，MCHC 330g/L，Ret 0.01，WBC 3.4×10^9/L，PLT 85×10^9/L。该患者最可能的诊断是

A．缺铁性贫血　B．巨幼细胞贫血　C．再生障碍性贫血　D．溶血性贫血

【答案与解析】7．B。该患者为中年女性，2个月来出现贫血症状，根据MCV、MCH增高，网织红细胞计数正常，诊断为巨幼细胞贫血，故选B。缺铁性贫血表现为小细胞低色素性贫血；再生障碍性贫血表现为外周血全血细胞计数减少，骨髓多部位增生低下；溶血性贫血多伴有黄疸。

8.（2018年A型题）巨幼细胞贫血患者外周红细胞的形态特征是

A．大椭圆形　B．球形　C．靶形　D．镰形

【答案与解析】8．A。巨幼细胞贫血患者外周红细胞形态特征是大椭圆形；球形见于遗传性球形红细胞增多症；靶形见于地中海贫血；镰形见于镰状细胞贫血。

9.（2019年A型题）外周血网织红细胞检测的意义是

A．可反映骨髓整体造血功能　B．可反映骨髓造血原料利用程度

C．可反映早期红细胞生成过程　D．可反映某些贫血患者的治疗效果

【答案与解析】9．D。外周血网织红细胞检测包括网织红细胞计数、网织红细胞绝对数、网织红细胞生成指数和网织红细胞血红蛋白含量，其意义是反映骨髓红细胞造血功能，增多表示红系增生旺盛，在贫血的诊断和鉴别诊断中起重要作用，同时还可用于反映某些贫血患者的治疗效果、骨髓移植的恢复和放化疗骨髓抑制的情况等。故本题选D。

笔记

（10、11题共用选项）（2020年B型题）

A．中性粒细胞　　B．淋巴细胞　　C．嗜酸性粒细胞　　D．巨噬细胞

10．急性细菌性炎症的早期主要渗出细胞是

11．寄生虫感染性炎症的早期主要渗出细胞是

【答案与解析】 10、11．A、C。多数细菌感染早期引起外周血中性粒细胞计数增多，寄生虫感染和过敏反应引起外周血嗜酸性粒细胞计数增多，一些病毒感染选择性地引起单核巨噬细胞或淋巴细胞占比增大，如传染性单核细胞增多症、腮腺炎和风疹等，且多数病毒、立克次体和原虫感染，甚至极少数细菌（如伤寒杆菌）感染可引起末梢血白细胞计数减少。

12．（2021年A型题）女性，35岁。因2个月来渐进性乏力、心悸、头晕来诊，平素食欲差，近5年来月经长期每20天左右1次，每次持续7～8天，量多。查体：体温（T）37.2℃，脉搏（P）162次/分，血压（BP）108/68mmHg，皮肤干燥，睑结膜苍白，双肺查体（－），心率整齐，心尖部可闻及3/6级收缩期吹风样杂音，肝脾肋下未及，下肢不肿。下列不支持此述诊断的外周血检查结果是

A．红细胞形态大小不等　　B．血小板计数可增多

C．白细胞形态、结构可正常　　D．可见镰形细胞

【答案与解析】 12．D。该患者为年轻女性，5个月来月经不调，2个月来出现贫血表现，考虑为缺铁性贫血。缺铁性贫血患者平均红细胞体积减小，外周血可见大小不等的红细胞，白细胞和血小板计数可正常或减少，也有部分患者血小板计数增多。血涂片见镰形细胞见于镰状细胞贫血。

笔记

13.（2021年A型题）女性，25岁。乏力、腹胀、消瘦1个半月。查体：心肺未见异常，腹软，肝肋下1cm，脾肋下7cm。实验室检查：Hb 125g/L，WBC 91.5×10^9/L，早幼粒细胞0.06，中晚幼粒细胞占比0.11，杆状核粒细胞占比0.23，分叶核中性粒细胞占比0.33，嗜酸性粒细胞占比0.09，嗜碱性粒细胞占比0.04，淋巴细胞占比0.14。PLT 412×10^9/L，中性粒细胞碱性磷酸酶（NAP）阴性。最可能的诊断是

A．原发性骨髓纤维化　　B．急性淋巴细胞白血病

C．慢性髓系白血病　　D．急性髓系白血病

【答案与解析】13．C。该患者为年轻女性，出现肝大，巨脾和白细胞计数明显增多、是慢性髓系白血病的典型特征，原发性骨髓纤维化一般三系减少，慢性淋巴细胞白血病患者会出现头颈及锁骨上淋巴结肿大，血象淋巴系增多。急性髓系白血病以原始细胞和幼稚细胞浸润骨髓象为主，常伴胸骨后压痛。

14.（2022年A型题）男性，25岁。发热，咽痛1周，皮肤出血2天。既往体健。查体：体温38.1℃，双下肢和胸部可见多处出血和数处瘀斑，可触及2个肿大淋巴结，最大3cm×1cm，均质软，无压痛。咽部充血，扁桃体Ⅱ度肿大。实验室检查：血红蛋白80g/L，白细胞15.6×10^9/L，原始细胞占比0.30，血小板30×10^9/L，下列对诊断最有意义的检查是

A．骨髓细胞学检查　　B．骨髓活检

C．淋巴结活检　　D．库姆斯（Coombs）试验

【答案与解析】14．A。青年男性，有感染、出血症状，有淋巴结肿大，血液检查提示贫血，白细胞和血小板计数减少，白细胞分类原始细胞占比＞0.20，高度怀疑白血

病，首选骨髓细胞学检查。故本题选A。

二、知识点总结

本周知识点考点频率统计见表10-1。

表10-1　临床血液学检测考点频率统计表（2012—2022年）

年　份	血液一般检测						骨髓细胞学检测
	红细胞和血红蛋白的检测	白细胞的检测	网织红细胞的检测	血小板的检测	血细胞比容测定和红细胞有关参数的应用	溶血性贫血的实验室检查	血细胞的正常形态学特征及细胞化学染色
2022							√
2021	√	√		√			√
2020	√	√		√	√		
2019			√				
2018	√						
2017	√	√		√		√	
2016	√		√		√		
2015							√
2014	√	√		√	√		
2013	√	√		√			√
2012	√						

笔记

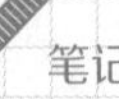
笔记

（一）血液一般检测

1. 红细胞的检测和血红蛋白的检测

（1）红细胞及血红蛋白计数参考值：见表10-2。

表10-2　不同人群血红蛋白和红细胞数参考值

人　群	红细胞数（$\times 10^{12}$/L）	血红蛋白（g/L）
成年男性	4.0～5.5	120～160
成年女性	3.5～5.0	110～150
新生儿	6.0～7.0	170～200

（2）红细胞及血红蛋白增多：可分为如下两类。①相对性增多：血浆容量减少，使红细胞容量相对增加。②绝对性增多：可分为继发性红细胞增多症，真性红细胞增多症。

（3）红细胞及血红蛋白减少：可分为如下两类。①生理性减少：可见于婴幼儿及15岁以下的儿童，部分老年人，妊娠中、晚期。②病理性减少：见于各种贫血，根据病因可分为红细胞生成减少、破坏增多、丢失过多。

（4）红细胞形态改变：常见异常表现如下。①大小异常：常见有小红细胞、大红细胞、巨红细胞、红细胞大小不均。②形态异常：常见有球形细胞、椭圆形细胞、口形细胞、靶形细胞、镰形细胞、泪滴形细胞、棘形细胞或刺突细胞、锯齿形细胞、裂细胞、红细胞缗钱状排列、红细胞形态不整等。③着色异常：常见有低色素性、高色素性、嗜

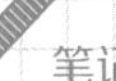

笔记

多色性。④结构异常：常见有嗜碱性点彩、染色质小体、卡波环、有核红细胞。

2. 白细胞的检测

（1）白细胞计数及白细胞分类计数：具体如下。①白细胞计数的参考值为成人（4～10）×10^9/L，新生儿（15～20）×10^9/L，6个月至2岁（11～12）×10^9/L。高于参考值（成人为10×10^9/L）称白细胞计数增多，低于参考值（成人为4×10^9/L）称白细胞计数减少。②白细胞分类计数正常值见表10-3。

表10-3　白细胞正常百分数和绝对值

细胞类型		百分数（%）	绝对值（×10^9/L）
中性粒细胞（N）	杆状核（st）	0～5	0.04～0.50
	分叶核（sg）	50～70	2～7
嗜酸性粒细胞（E）		0.5～5.0	0.05～0.50
嗜碱性粒细胞（B）		0～1	0～0.1
淋巴细胞（L）		20～40	0.8～4.0
单核细胞（M）		3～8	0.12～0.80

（2）中性粒细胞：①中性粒细胞计数增多，见于急性感染、严重的组织损伤及大量血细胞破坏、急性大出血、急性中毒、白血病、骨髓增殖性肿瘤及一些恶性实体瘤等。②中性粒细胞计数减少，见于感染、血液系统疾病、物理及化学因素损伤、单核-吞噬细胞系统功能亢进、自身免疫性疾病等。③中性粒细胞的核象变化，见于中性粒细胞核

笔记

左移（指外周血中性杆状核粒细胞增多或出现杆状以前幼稚阶段的粒细胞）、中性粒细胞核右移（指外周血中分叶核细胞分为5叶者超过3%时，称为中性粒细胞的核右移）。④中性粒细胞形态异常，见于中性粒细胞的中毒性改变、巨多分叶核、与遗传有关形态异常。

（3）嗜酸性粒细胞：①嗜酸性粒细胞计数增多，见于变态反应性疾病、寄生虫病、皮肤病、血液病、某些恶性肿瘤、某些传染病等。②嗜酸性粒细胞计数减少，见于伤寒、副伤寒初期，大手术、烧伤等应激状态，或长期应用肾上腺皮质激素后。

（4）嗜碱性粒细胞：①嗜碱性粒细胞计数增多，见于变态反应性疾病、血液病、恶性肿瘤等。②嗜碱性粒细胞计数减少，一般无临床意义。

（5）淋巴细胞：①淋巴细胞计数增多，见于感染性疾病、成熟淋巴细胞肿瘤、急性传染病恢复期、移植排斥反应等。②淋巴细胞计数减少，见于免疫缺陷病、自身免疫性疾病、药物治疗后等。③反应性淋巴细胞（异型淋巴细胞），见于Ⅰ型（泡沫型）、Ⅱ型（不规则型）、Ⅲ型（幼稚型）。

（6）单核细胞：①单核细胞计数病理性增多，见于某些感染（如感染性心内膜炎、疟疾、黑热病等）、某些血液病（如单核细胞白血病、粒细胞缺乏症恢复期、骨髓增生异常综合征等）。②单核细胞计数减少，多无临床意义。

3. 网织红细胞的检测

（1）网织红细胞计数增多：表示骨髓红系增生旺盛，常见于溶血性贫血、急性失血，以及缺铁性贫血、巨幼细胞贫血等。

（2）网织红细胞计数减少：表示骨髓造血功能减低，常见于再生障碍性贫血、纯红

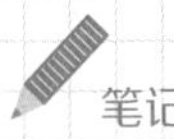

笔记

细胞再生障碍性贫血等。

4. 血小板的检测

（1）血小板计数：正常值为（100～300）$\times10^9$/L。常见异常表现如下。①血小板计数减少：血小板生成障碍（再生障碍性贫血、急性白血病、巨幼细胞贫血、骨髓纤维化晚期等）、血小板破坏过多（免疫性血小板减少性紫癜、系统性红斑狼疮、弥散性血管内凝血等）、血小板分布异常（肝硬化）、血液被稀释（输入大量库存血或大量血浆）。②血小板计数增多：真性红细胞增多症、原发性血小板增多症、原发性骨髓纤维化早期、慢性髓细胞性白血病、急性感染、急性溶血、某些癌症患者等。

（2）外周血血小板：大小、形态及分布情况的变化如下。①大小变化：大血小板、小血小板。②形态变化：杆状、逗点状、蝌蚪状、蛇形和丝状突起等。③分布情况变化：血小板卫星现象、血小板片状聚集、血小板散在罕见等。

5. 血细胞比容测定和红细胞有关参数的应用

（1）血细胞比容测定：正常值为男（0.467±0.039）L/L，女（0.421±0.054）L/L。①血细胞比容增高：见于各种原因所致的血液浓缩，如真性红细胞增多症。②血细胞比容减低：见于各种贫血。

（2）红细胞平均值的计算：三种计算公式如下。

$$\text{平均红细胞容积（fl）}=\frac{\text{每升血液中血细胞比容}}{\text{每升血液中红细胞数}}=\frac{\text{HCT（L/L）}\times10^{15}}{\text{RBC}\times10^{12}/\text{L}}$$

$$\text{平均红细胞血红蛋白量（pg）}=\frac{\text{每升血液中血红蛋白量}}{\text{每升血液中红细胞数}}=\frac{\text{Hgb（g/L）}\times10^{12}}{\text{RBC}\times10^{12}/\text{L}}$$

笔记

$$平均红细胞血红蛋白浓度（g/L）=\frac{每升血液中血红蛋白量}{每升血液中血细胞比容}=\frac{Hgb（g/L）}{HCT(L/L)}$$

贫血的形态学分类见表10-4。

表10-4　贫血的形态学分类

贫血的形态学分类	MCV（fl）	MCH（pg）	MCHC（g/L）	病　因
正常细胞性贫血	80～100	27～34	320～360	再生障碍性贫血（AA）、急性失血性贫血、多数溶血性贫血、骨髓病性贫血如白血病等
大细胞性贫血	＞100	＞34	320～360	巨幼细胞贫血及恶性贫血
单纯小细胞性贫血	＜80	＜27	320～360	慢性感染、炎症、肝病、尿毒症、恶性肿瘤、风湿性疾病等所致的贫血
小细胞低色素性贫血	＜80	＜27	＜320	缺铁性贫血、珠蛋白生成障碍性贫血、铁粒幼细胞贫血

6. 溶血性贫血的实验室检查及临床意义　见表10-5。

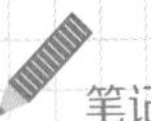
笔记

表10-5　常见的溶血性贫血实验室检查及临床意义

检验项目	临床意义
血浆游离血红蛋白测定	血管内溶血时血浆游离血红蛋白明显增高；血管外溶血时血浆游离血红蛋白不增高；自身免疫性溶血性贫血（AIHA）、珠蛋白生成障碍性贫血可轻度增高
血清结合珠蛋白测定	各种溶血时血清结合珠蛋白均有减低，血管内溶血时减低显著；肝脏疾病、传染性单核细胞增多症、先天性无血清结合珠蛋白血症等可减低或消失；感染、创伤、恶性肿瘤、系统性红斑狼疮、糖皮质激素治疗等可有结合珠蛋白增高
含铁血黄素尿试验	慢性血管内溶血可呈现阳性，并持续数周；常见于阵发性睡眠性血红蛋白尿症（PNH），在溶血初期可阴性
红细胞渗透脆性试验	脆性增高见于遗传性球形红细胞增多症、温抗体型自身免疫性溶血性贫血、遗传性椭圆形红细胞增多症等；脆性减低见于珠蛋白生成障碍性贫血、缺铁性贫血、某些肝硬化及阻塞性黄疸等
自身溶血试验及纠正试验	遗传性球形红细胞增多症时，孵育后溶血明显增强，加入葡萄糖及腺苷三磷酸（ATP）后均得到明显纠正；Ⅰ型先天性非球形红细胞溶血性贫血（葡萄糖-6-磷酸脱氢酶缺乏症）时自身溶血加重，加葡萄糖和ATP均可部分纠正；Ⅱ型先天性非球形红细胞溶血性贫血（丙酮酸激酶缺陷症）时自身溶血明显增强，加葡萄糖不能纠正，加ATP才能纠正
血红蛋白电泳	正常人的电泳图谱显示4条区带，最靠阳极端的为量多的HbA，其后为量少的HbA_2，再后为两条量更少的红细胞内的非血红蛋白成分（NH_1和NH_2）。HbA_2增高是诊断β轻型珠蛋白生成障碍性贫血的重要依据，HbA_2减低提示缺铁性贫血及铁粒幼细胞贫血
抗球蛋白试验	阳性见于新生儿溶血病、自身免疫性溶血性贫血、系统性红斑狼疮（SLE）、类风湿关节炎等
蔗糖溶血试验	PNH常为阳性。轻度阳性亦可见于部分巨幼细胞贫血，AA，AIHA和遗传性球形红细胞增多症
酸化溶血试验	阳性主要见于PNH，某些AIHA发作严重时也可阳性

笔记

（二）骨髓细胞学检测

1. 血细胞发育过程中形态演变的一般规律

（1）细胞体积：胞体由大变小，但巨核细胞体积通常由小变大，早幼粒细胞较原始粒细胞稍大。

（2）细胞质：①量，由少逐渐增多，但淋巴细胞变化不大。②染色，由深蓝变浅染，甚至淡红，红细胞系最终变为橙红色。③颗粒，从无颗粒变为嗜天青颗粒再变为特异性颗粒，单核细胞类似，但幼红细胞胞质内无颗粒。

（3）细胞核：①大小，由大变小，由规则变为不规则，甚至分叶，但巨核细胞核由小变大。②染色质，由细致疏松逐渐变为粗糙、致密或凝集成块，着色由浅变深。③核仁，由有到无，经清晰、模糊不清至消失。④核膜，由不明显变为明显。

（4）细胞核/细胞质比例：由大变小，巨核细胞则相反。

2. 血细胞的正常形态学特征

（1）粒细胞系统：早幼粒细胞体积较原始粒细胞稍大，含有较多非特异性颗粒，异常早幼粒细胞内含有Auer小体。中幼粒细胞胞质内开始出现特异性颗粒，包括细小一致的中性颗粒、粗大橘红色的嗜酸性颗粒及紫色粗大不一的嗜碱性颗粒。

（2）红细胞系统：胞质内不含颗粒，中幼红细胞开始合成血红蛋白，晚幼红细胞有脱核现象。

（3）淋巴细胞系统：胞体小，胞质少，常淡蓝色，核圆形或类圆形，可见凹陷或切迹。

（4）浆细胞系统：胞质丰富，深蓝色，常有小空泡及核旁淡染区，核圆形，常

笔记

偏位。

（5）单核细胞系统：胞体常不规则，胞核可扭曲折叠，核染色质细致疏松。

（6）巨核细胞系统：胞体巨大，不规则，成熟细胞胞核高度分叶且重叠，胞质丰富，含有大量细小颗粒，可见血小板附着。

3. 血细胞的细胞化学染色 几种常见急性白血病及其细胞化学染色见表10-6。

表10-6 几种常见急性白血病的细胞化学染色结果

染色类型	急性淋巴细胞白血病	急性粒细胞白血病	急性单核细胞白血病	纯红白血病
MPO	-	+～+++	-～+	-
AS-D NCE	-	++～+++	-～+	同上
αNAE	—	-～++	++～+++	同上
αNAE＋NaF	—	不被NaF抑制	能被NaF抑制	同上
NAP	增加	减少	正常或增加	同上
PAS	+，粗颗粒状或块状	-或+，弥散性淡红色	-或+，弥散性淡红色或细颗粒状	+++

注：MPO，髓过氧化物酶；AS-D NCE，氯乙酸AS-D萘酚酯酶；αNAE，α乙酸萘酚酯酶；NAP，中性粒细胞碱性磷酸酶；PAS，过碘酸希夫。

4. 细胞免疫分型

（1）识别髓系细胞的抗体：CD11b、CD11c、CD13、CD14、CD15、CD33、CD64、CD117。

笔记

（2）识别T细胞系列的抗体：CD1、CD2、CD3、CD4、CD5、CD7、CD8、CD57。

（3）识别B细胞系列的抗体：CD10、CD19、CD20、CD22、CD23、FMC7、CD79a、IgM、κ和λ轻链等。

（4）识别NK细胞的抗体：CD16、CD56、CD57等。

（5）识别巨核细胞和血小板的抗体：CD41、CD42、CD61等。

（6）识别幼稚红细胞的抗体：血型糖蛋白A（CD235a）、CD36、CD71。

拓展练习及参考答案

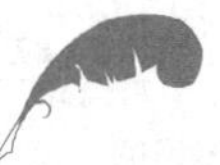

拓展练习

【填空题】

1. 成年男性血红蛋白含量参考值为（　），女性为（　）。
2. 红细胞三个平均指数是（　）、（　）、（　）。
3. 网织红细胞计数减少常见于（　）。
4. 中性粒细胞核左移常见于（　）、（　）、（　）和急性失血等。
5.（　）染色对急性白血病形态学分型中最重要，是首选的细胞化学染色。

【判断题】

1. 染色血涂片中，嗜多色性红细胞增多见于再生障碍性贫血。
2. MCV减低、MCH减低、MCHC正常属于单纯小细胞贫血，包括慢性感染、慢性肝肾疾病性贫血。
3. 病毒感染时中性粒细胞计数增多，严重化脓感染时淋巴细胞计数增多。

【名词解释】

1. 核右移

笔记

2. Auer小体

【选择题】

A型题

1. 在粒细胞成熟过程中，最先含有特异性颗粒的是

A. 中幼粒细胞　　B. 晚幼粒细胞　　C. 早幼粒细胞

D. 杆状核粒细胞　　E. 原始粒细胞

2. 诊断白血病的最重要手段是

A. 血涂片检查　　B. 骨髓涂片检查　　C. 染色体检查

D. 脑脊液检查　　E. 骨髓细胞培养

3. 男性，35岁。血液检查MCV 120fl，MCH 45pg，MCHC 370g/L，判断为

A. 健康人　　B. 大细胞性贫血　　C. 正常细胞性贫血

D. 单纯小细胞性贫血　　E. 小细胞低色素性贫血

4. 患儿，5岁。RBC 3.6×10^{12}/L，Hb 85g/L，骨髓增生活跃，血清铁7μmol/L，贫血性质为

A. 大细胞正色素性贫血　　B. 正细胞性贫血　　C. 小细胞低色素性贫血

D. 大细胞低色素性贫血　　E. 小细胞正色素性贫血

5. 患儿，10个月。面色苍白，面肌震颤，RBC 2.1×10^{12}/L，Hb 70g/L，红细胞大小不等，以大红细胞为主，血清维生素B_{12} 280μg/L，红细胞叶酸40μg/L，MCV为120fl，MCH为45pg，MCHC为370g/L，应考虑为

A. 营养性巨幼细胞贫血　　B. 慢性贫血　　C. 生理性贫血

D. 营养性混合性贫血　　E. 珠蛋白生成障碍性贫血

6. 关于有核红细胞的叙述，下列哪项是正确的

A. 急性大失血患者外周血中不出现有核红细胞

笔记

B．1周内婴儿血涂片仅可见少量有核红细胞

C．外周血涂片中出现有核红细胞提示红系增生减低

D．巨幼细胞贫血外周血涂片中不会出现有核红细胞

E．正常成人外周血中可偶见有核红细胞

7．引起中性粒细胞数量减少的疾病是

A．脾功能亢进　B．尿毒症　C．急性溶血　D．肺吸虫病　E．链球菌感染

8．淋巴细胞不增高的疾病是

A．传染性淋巴细胞增多症　B．严重化脓性感染　C．流行性腮腺炎

D．淋巴细胞白血病　E．结核

9．关于白细胞计数增多或减少定义的叙述，正确的是（　）。

A．白细胞计数增多，指WBC＞12×10^9/L

B．白细胞计数减少，指WBC＜3×10^9/L

C．中性粒细胞计数增多导致白细胞计数不变

D．中性粒细胞计数正常则白细胞计数一定正常

E．中性粒细胞计数增减的意义与白细胞计数增减的意义基本一致

B型题

（10、11题共用选项）

A．球形细胞　B．裂细胞　C．有核红细胞

D．泪滴形细胞　E．嗜碱性点彩红细胞

10．贫血、骨髓纤维化和正常人的外周血涂片中可见到

11．遗传性和获得性球形红细胞增多症时外周血涂片中可见到

笔记

（12～14题共用选项）

A．由脂蛋白变性而来　　B．由胞质内残留的RNA变性而来

C．脂肪变性产物　　D．核碎裂或溶解后的残余物　　E．异常溶酶体

12．霍威尔-佐利（Howell-Jolly）小体是

13．卡波环是

14．中性粒细胞空泡变性是

X型题

15．球形细胞常见于

A．烧伤　　B．自身免疫性溶血性贫血　　C．遗传性球形红细胞增多症

D．小儿　　E．骨髓纤维化

16．关于网织红细胞概念，下列说法正确的是

A．它是介于晚幼与成熟红细胞之间的尚未完全成熟的红细胞

B．胞质经特殊染色后可见蓝色网状结构即DNA

C．通常比红细胞稍大

D．通常以网织红细胞的百分率表示

E．是反映骨髓造血功能的重要指标

17．符合典型的严重感染患者的外周血象的变化是

A．白细胞计数常增多　　B．中性粒细胞出现核左移及退行性变

C．淋巴细胞计数相对减少　　D．嗜酸性粒细胞计数常轻度增多　　E．单核细胞计数可见增多

【问答题】

1．如何利用红细胞3个平均指数进行贫血形态学分类？

2．粒细胞4种颗粒如何鉴别？

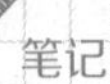
笔记

参考答案

【填空题】

1. (120 ～ 160) g/L; (110 ～ 150) g/L
2. MCV; MCH; MCHC
3. 再生障碍性贫血
4. 感染；急性中毒；急性溶血
5. 过氧化物酶

【判断题】

1. × 嗜多色性红细胞是尚未完全成熟的红细胞，胞质内尚存少量的嗜碱性物质核糖核酸（RNA），见于骨髓造血功能活跃，如溶血性贫血或急性失血性贫血。
2. √
3. × 病毒感染时中性粒细胞计数减少，严重化脓感染时淋巴细胞计数减少。

【名词解释】

1. 核右移 正常人外周血5叶以上细胞核的中性粒细胞占比＞0.03，称为核右移，可由造血物质缺乏或造血功能减退导致。
2. Auer小体 在瑞氏染色的血涂片中，白细胞胞质中出现的紫红色细杆状物质，长1 ～ 6μm，一条或数条不等，称为棒状小体，常见于非淋巴细胞白血病细胞中。

【选择题】

A型题 1. A 2. B 3. B 4. C 5. A 6. B 7. A 8. B 9. E

B型题 10. D 11. A 12. D 13. A 14. C

X型题 15. ABCD 16. ACDE 17. ABCE

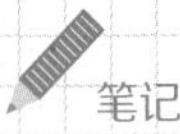

笔记

【问答题】

1．答案见表10-4。

2．粒细胞4种颗粒鉴别如下。

（1）非特异性颗粒：量少或中等量，大小和形态不一，较中性颗粒粗大，呈紫红色，分布不均匀，有时覆盖核上。

（2）中性颗粒：量多，细小，大小较一致，呈淡紫红色。

（3）嗜酸性颗粒：量多，粗大，大小一致，圆形，呈橘红色。

（4）嗜碱性颗粒：量少，最粗大，大小和形态不一，常覆盖核上，深紫黑色或深紫红色。

笔记

第11周　排泄物、分泌物及体液检测

一、考研真题解析

1.（2012年A型题）女性，35岁。发热伴尿频、尿急、尿痛2天来急诊，测体温最高38.8℃，既往体健。实验室检查：白细胞（WBC）计数14.5×10^9/L，尿蛋白（+），尿沉渣镜检红细胞（RBC）20～30个/高倍视野、WBC满视野/高倍视野。该患者最可能的诊断是

A．急性膀胱炎　　B．急性肾盂肾炎

C．慢性肾盂肾炎急性发作　　D．尿道综合征

【答案与解析】1．B。本例为年轻女性，有膀胱刺激征、血尿和脓尿，可诊断为尿路感染。由于本例合并发热、外周血白细胞增高等感染中毒症状，体温最高38.8℃，白细胞尿，应诊断为急性肾盂肾炎，而不是急性膀胱炎。故本题选B。本例病史仅2天，既往体健，不能诊断为慢性肾盂肾炎急性发作。尿道综合征患者虽有尿频、尿急、尿痛，但多次检查均无真性细菌尿。

2.（2014年A型题）男性，25岁。咽痛、发热1天后出现肉眼血尿，无尿频、尿痛、尿急。尿液检查尿蛋白阴性，尿沉渣镜检RBC满视野。该患者最可能的诊断是

A．急性肾小球肾炎　　B．急进性肾小球肾炎

笔记

C．IgA肾病　　D．过敏性紫癜肾炎

【答案与解析】2．C。该患者为青年男性，上呼吸道感染后发病，起病急，无水肿、高血压，无膀胱刺激征和肾功能减退，故诊断为IgA肾病，选C。急性肾小球肾炎多发生于儿童，1～3周潜伏期，患者几乎均有肾小球源性血尿，多伴蛋白尿、水肿和高血压，起病初期血清C3及总补体下降，8周内渐恢复正常。急进性肾小球肾炎患者可发展成尿毒症，以急性肾炎综合征起病，多早期出现少尿或无尿，进行性肾功能恶化。过敏性紫癜肾炎常有典型的肾外表现，多伴有全身皮肤紫癜、关节肿痛、腹痛和黑便。

3．（2015年A型题）女性，45岁。呼吸困难，胸痛1个月。胸部B超发现右侧中等量胸腔积液。辅助检查：血性胸腔积液，比重1.020，蛋白定量35g/L，WBC 680×10^6/L，腺苷脱氨酶（ADA）25U/L，最可能的诊断是

A．肺炎性胸腔积液　　B．结核性胸腔积液

C．癌性胸腔积液　　D．肺栓塞胸腔积液

【答案与解析】3．C。肺炎性胸腔积液患者多有发热、咳嗽、咳痰、胸痛等症状，先有肺实质的浸润影，然后出现胸腔积液，积液量一般不多，排除A选项。肺栓塞所致胸腔积液有呼吸困难、胸痛及咯血等肺栓塞症状。该患者为中年女性，右侧中等量胸腔积液，无发热、咳嗽、咳痰、咯血等症状，符合癌性胸腔积液的临床表现。根据实验室检查结果，比重＞1.018，蛋白定量30g/L，WBC＞500×10^6/L，判断为渗出液。血性胸腔积液见于肿瘤、结核和肺栓塞，由于患者ADA＜45U/L，排除B选项。该患者无肺栓塞的危险因素和临床表现，排除D选项。故本题选C。

笔记

4.（2015年A型题）上消化道出血患者粪便隐血试验阳性，最少出血量是

A. 5ml B. 20ml C. 50ml D. 100ml

【答案与解析】4. A。成人每日消化道出血＞5ml粪便隐血试验即出现阳性，故选A。每日出血量＞50ml可出现黑粪；胃内积血量＞250ml可引起呕血；出血量＞400ml，可出现头昏、心悸、乏力等症状；短时间内出血量＞1000ml，可出现休克表现。

5.（2016年A型题）男性，45岁。间断发生腹痛、腹泻5年，发作时大便2～4次/天，有时粪便中有黏液，无脓血，排便后腹痛可缓解，因再发1周来诊。查体：左下腹轻压痛。粪便检查：WBC 0～1个/高倍视野，粪便隐血试验（－），细菌培养（－）。该患者最可能的诊断是

A. 慢性细菌性痢疾 B. 肠易激综合征 C. 克罗恩病 D. 溃疡性结肠炎

【答案与解析】5. B。该患者为中年男性，有慢性腹泻，粪便有黏液，无脓血，细菌培养结果阴性，诊断为肠易激综合征，选B。溃疡性结肠炎和慢性细菌性痢疾的粪便有黏液、脓血，里急后重。克罗恩病多为右下腹痛，无黏液脓血便，故均不支持诊断。

6.（2016年A型题）女性，26岁。腹胀、腹痛伴低热、盗汗3个月。查体发现腹部移动性浊音阳性。血液检查HBsAb（＋）。腹水常规：比重1.023，蛋白定量38g/L，WBC 610×10^6/L，其中单核细胞占比0.80。下列检查结果支持上述诊断的是

A. 腹水ADA 79.5U/L

B. 血清-腹水白蛋白梯度（SAAG）12g/L

C. 腹水病理检查见到癌细胞

D. 腹水培养见到来自肠道的革兰阴性菌

【答案与解析】6. A。该患者为青年女性，3个月来腹胀、腹痛伴低热、盗汗，腹

笔记

部移动性浊音，腹水为渗出液，考虑为结核性腹膜炎。肝硬化合并自发性腹膜炎应伴有肝硬化症状及高热。肝癌好发于老年人，有肝区持续疼痛和血性腹水。结核性腹膜炎的腹水为渗出液，ADA活性常增高，故选A。腹水普通细菌培养结果为阴性，结核分枝杆菌培养的阳性率很低。腹水细胞学检查目的是排除癌性腹水。

7.（2017年A型题）男性，46岁。发热伴咳嗽、咳痰3天，右侧胸痛2天，既往有“关节炎”病史，查体：T 38.7℃，右下肺呼吸音减低，可闻及少许湿啰音，胸部X线片提示右侧胸腔积液，胸腔积液检查示白细胞计数15 000×10^6/L，单核细胞占比0.1，pH 0.9，乳酸脱氢酶（LDH）986U/L，ADA 90U/L。胸腔积液最可能的原因是

A．结核性胸膜炎　B．肺癌　C．类风湿关节炎（RA）　D．脓胸

【答案与解析】 7．D。患者为中年男性，查体中度发热，胸腔积液白细胞计数超过500×10^6/L，为渗出液。脓胸时白细胞计数多达10×10^9/L以上。正常胸腔积液pH接近7.6，pH降低见于脓胸、食管破裂、类风湿积液；如pH＜7.0者仅见于脓胸及食管破裂所致胸腔积液。LDH＞500U/L常提示恶性肿瘤或并发细菌感染。故判断该患者脓胸的可能性大，选D。

8.（2017年A型题）女性，26岁，妊娠30周。3天来腰痛伴尿频、尿痛，2天来发热，体温最高达38.6℃。既往体健。尿常规：蛋白（＋），尿沉渣镜检RBC 5～10个/高倍视野，WBC 20～25个/高倍视野，偶见白细胞管型。该患者最可能的诊断是

A．尿道综合征　B．急性膀胱炎　C．急性肾盂肾炎　D．肾结核

【答案与解析】 8．C。该患者为青年孕妇，妊娠30周。3天来出现尿道综合征，体

笔记

温＞38.0℃，全身症状明显，有白细胞尿和白细胞管型，考虑为急性肾盂肾炎，故选C。尿道综合征表现为尿频、尿痛等膀胱刺激征，但是多次检查均无真性细菌尿。急性膀胱炎表现为尿频、尿急、尿痛膀胱刺激征，伴下腹疼痛，无发热等全身症状。肾结核表现为明显的膀胱刺激征，伴有食欲减退、消瘦、乏力、贫血等慢性消耗症状。

（9、10题共用题干）（2018年A型题）

女性，26岁。尿频、尿急、尿痛伴腰痛3天。既往体健。查体：T 36.8℃，心肺未见异常，腹软，肝脾肋下未触及，双肾区无叩击痛。实验室检查：尿蛋白（±），亚硝酸盐还原试验阳性，尿沉渣镜检WBC 20～30个/高倍视野，RBC 5～10个/高倍视野。

9．患者最可能的诊断是

A．急性膀胱炎　B．急性肾盂肾炎　C．慢性肾盂肾炎　D．尿道综合征

10．下列尿液检查结果支持该诊断的是

A．可见白细胞管型

B．N-乙酰-β-葡萄糖苷酶（NAG）升高

C．清洁中段尿培养有大肠埃希菌

D．尿比密和渗透压下降

【答案与解析】9．A。急性膀胱炎主要表现为数天来尿频、尿急、尿痛，排尿不适、下腹部疼痛等，部分患者迅速出现排尿困难，一般无全身感染症状，少数患者出现腰痛、发热，但体温常≤38℃，与该患者症状体征相符，故第9题选A。急性肾盂肾炎全身症状重，体温多＞38℃，除尿频、尿急、尿痛、发热等症状外，还可出现肋脊角或

笔记

输尿管点压痛和肾区叩击痛。尿道综合征常见于女性，患者有排尿不适，以及尿频、尿急、尿痛等膀胱刺激征，但多次检查均无真性细菌尿。10．C。急性膀胱炎致病菌多为大肠埃希菌，可做清洁中段尿培养，故第10题选C。尿液检查见白细胞管型和NAG升高为上尿路感染的表现。慢性肾盂肾炎可有肾小管和肾小球功能异常，表现为尿比密和渗透压降低。

11．（2020年X型题）胸腔积液中葡萄糖含量可降低的疾病有

A．脓胸　　B．恶性胸腔积液

C．类风湿关节炎　　D．系统性红斑狼疮（SLE）

【答案与解析】11．ABCD。脓胸、类风湿关节炎明显降低，SLE、结核和恶性胸腔积液中含量可＜3.3mmol/L。故本题选ABCD。

12．（2021年A型题）女性，56岁。劳累后发热，最高39.5℃，多汗、食欲缺乏，体重下降2kg，右侧胸痛，夜间难以入眠，外院给予哌拉西林和他唑巴坦治疗3天无效。既往史：类风湿关节炎20年，服用来氟米特和强的松治疗，病情稳定。右侧胸腔积液检查，比重＞1.038，WBC＞16 800×10^6/L，多核细胞占比＞0.8，单核细胞占比＞0.2，LDH＞1167U/L，ADA＞116U/L。患者最可能的诊断是

A．结核性胸腔积液　　B．恶性胸腔积液

C．脓胸　　D．类风湿相关性胸腔积液

【答案与解析】12．C。患者为老年女性，高热多汗，胸腔积液比重＞1.018，考虑为渗出液；WBC＞1000×10^6/L，多个核细胞占比0.8，考虑为脓胸。正常胸水pH接近7.6，pH降低见于脓胸、食管破裂、类风湿积液，pH＜7.0者仅见于脓胸以及食管破裂

笔记

所致胸腔积液。LDH > 500U/L 常提示恶性肿瘤或并发细菌感染。故判断该患者脓胸的可能性大，故选C。

13.（2021年A型题）符合肝细胞性黄疸检验特点的是

A. 尿胆素原减少
B. 尿胆红素阳性
C. 血清结合胆红素显著减少
D. 血清非结合胆红素显著减少

【答案与解析】 13. B。肝细胞性黄疸尿胆红素阳性，尿胆素原正常或轻度增加，血结合胆红素及非结合胆红素均增加。

14.（2022年A型题）男性，38岁。胸痛，发热3天。既往糖尿病病史5年。查体：T 37.6℃，右下肺叩诊浊音，呼吸音减低。胸部X线片显示右侧胸腔积液，右侧胸腔积液穿刺提示WBC 650×10^6/L，其中淋巴细胞占比0.9，葡萄糖3.2mmol/L。该患者最可能的诊断是

A. 结核性胸膜炎
B. 恶性胸腔积液
C. 脓胸
D. 类肺炎性胸腔积液

【答案与解析】 14. A。患者为中年男性，低热，既往有糖尿病史，免疫力低下，胸腔积液WBC > 500×10^6/L，淋巴细胞为主，葡萄糖 < 3.33mmol/L，故判断该患者结核性胸腔积液的可能性大。故本题选A。

二、知识点总结

本周知识点考点频率统计见表11-1。

笔记

表11-1　排泄物、分泌物及体液检测考点频率统计表（2012—2022年）

年　份	尿液一般检查		粪便一般检查		脑脊液检查	浆膜腔积液检查	
	理化检查	沉渣镜检	理化检查	沉渣镜检	脑脊液检查	理化检查	胸腔积液、腹水镜检
2022						√	√
2021	√					√	√
2020						√	
2019	√	√					
2018	√	√					
2017						√	√
2016			√	√		√	
2015			√			√	
2014	√	√					
2013							
2012	√	√					

（一）尿液一般检查

1. 尿液病理学检查

（1）尿量：指24小时内排出体外的尿液总量。正常成人24小时尿量1000～2000ml，

笔记

即1ml/（h · kg），儿童按体重计算尿量，为成人的3～4倍。昼夜尿量之比为（2～4）:1。尿量异常时可有以下几种表现。①多尿：是指成人24小时尿量＞2500ml，儿童24小时尿量＞3000ml。包括生理性多尿（当肾功能正常时，外源性或生理性因素所致的多尿）和病理性多尿（多数原因为肾小管重吸收功能和浓缩功能减退）。②少尿：24小时尿量＜400ml或每小时＜17ml为少尿。③无尿：尿量＜100ml为无尿或尿闭。生理性少尿多见于出汗过多或缺水。病理性少尿和无尿的原因可分为肾前性、肾性、肾后性。

（2）颜色：常见的尿液异常颜色有以下几种。①红色：以血尿最常见。含有一定量红细胞的尿液称为血尿，1000ml尿液所含血量＞1ml，即可出现外观淡红色的尿液，称为肉眼血尿。②深黄色：最常见于胆红素尿，含有大量结合胆红素，外观呈深黄色豆油样改变，振荡尿液后泡沫仍呈黄色，胆红素定性检查呈阳性。③白色：常见于乳糜尿、脂肪尿、脓尿、菌尿、结晶尿。④黑褐色：见于重症血尿、变性血红蛋白尿，也可见于酪氨酸病、酚中毒、尿黑酸症或黑色素瘤等。⑤蓝色：主要见于蓝尿布综合征，也可见于尿蓝母、靛青生成过多的某些胃肠疾病等，以及某些药物或食物的影响。⑥淡绿色：见于铜绿假单胞菌感染，以及服用某些药物后。

（3）透明度：正常尿液清晰透明，新鲜尿液发生浑浊可由盐类结晶、红细胞、白细胞（脓细胞）、细菌、乳糜等引起。

（4）比重：尿比重异常可有以下几种表现。①增高：比重＞1.025的尿液称为高渗尿或高比重尿，常见于血容量不足导致的肾前性少尿、糖尿病、急性肾小球肾炎、肾病综合征等。②降低：比重＜1.015的尿液称为低渗尿或低比重尿，常见于大量饮

笔记

水、慢性肾小球肾炎、肾小管间质性疾病、慢性肾衰竭、尿崩症等。③尿比重固定于1.010±0.003，提示肾脏浓缩稀释功能丧失。

（5）酸碱度（pH）：尿液酸碱度受食物、药物和多种疾病的影响。正常饮食条件下，晨尿多偏弱酸性，pH 5.5～6.5，平均pH 6.0，随机尿pH 4.5～8.0。

2. 尿液化学检查

（1）尿蛋白质：当尿蛋白定量＞100mg/L或150mg/24h，或蛋白质定性检查呈阳性的尿液，称为蛋白尿。①生理性蛋白尿包括功能性蛋白尿、体位性蛋白尿。②病理性蛋白尿分类及临床意义见表11-2。

表11-2　病理性蛋白尿分类及临床意义

分　类	临床意义
肾前性蛋白尿	浆细胞病（如多发性骨髓瘤）、血管内溶血病（如阵发性睡眠性血红蛋白尿）、急性肌肉损伤（如心梗、挤压综合征）、酶类增高性疾病（如急性粒-单核细胞白血病、胰腺炎）等
肾小球性蛋白尿	肾病综合征、原发性肾小球肾炎（急性、慢性、膜性）、继发性肾小球肾炎（如糖尿病肾病、狼疮肾炎）等
肾小管性蛋白尿	肾小管间质病变、重金属中毒、药物中毒、苯等有机溶剂中毒、器官移植等
肾后性蛋白尿	泌尿、生殖系炎症反应，尿路结石、结核、肿瘤，泌尿系邻近器官疾病，如急性阑尾炎等

（2）尿糖：健康人尿液有微量葡萄糖，定性检查为阴性。尿糖定性检查呈阳性的尿液称为糖尿。尿糖是糖尿病筛查的指标，但还应同时检查血糖，以诊断糖尿病。尿糖异

笔记

常可有以下两种情况。①尿糖持续升高：代谢性糖尿（如糖尿病）、内分泌性糖尿（如甲状腺功能亢进症）、血糖正常性糖尿（如家族性糖尿、新生儿糖尿、妊娠或哺乳期）。②尿糖暂时增高：摄入性（如进食含糖食品、碳水化合物饮料或静脉输注后）、应激性（如情绪激动、脑血管意外、颅脑外伤、脑出血、急性心肌梗死时）。

（3）尿酮体：当肝脏内酮体产生的速度超过肝外组织利用的速度时，血液酮体浓度增高，称为酮血症，过多的酮体从尿液排出形成酮尿。尿液酮体检查主要用于糖代谢障碍和脂肪不完全氧化的判断与评价。升高常见于糖尿病酮症酸中毒、非糖尿病性酮症、中毒、药物影响等。

（4）尿液胆红素与尿胆原：尿液胆红素、尿胆原检查主要用于黄疸的鉴别，见表11-3。

表11-3　不同类型黄疸患者尿胆原和尿液胆红素的变化特点

指　标	健康人	溶血性黄疸	肝细胞性黄疸	胆汁淤积性黄疸
尿液颜色	浅黄	深黄	深黄	深黄
尿胆原	弱阳性/阴性	强阳性	阳性	阴性
尿胆素	阴性	阳性	阳性	阴性
尿液胆红素	阴性	阴性	阳性	阳性

3. 尿液显微镜检查

（1）细胞：显微镜下可见以下几种细胞。①红细胞：离心尿液中红细胞计数增多，

笔记

＞3个/高倍视野，且外观无血色的尿液称为镜下血尿。在低渗尿液中红细胞胀大，甚至血红蛋白溢出，形成大小不等的空环形，称为红细胞影。②白细胞（脓细胞）：在炎症过程中被破坏或死亡的白细胞称为脓细胞，如果尿液白细胞计数＞5个/高倍视野，称为镜下脓尿，主要见于泌尿系统感染（肾盂肾炎、膀胱炎）、肾移植排斥反应、药物性急性间质性肾炎、新月体性肾小球肾炎、阴道炎和宫颈炎等。③上皮细胞：尿液的上皮细胞来源于肾小管、肾盂、肾盏、输尿管、膀胱和尿道等。

（2）管型：是蛋白质、细胞及其崩解产物在肾小管、集合管内凝固而成的圆柱形蛋白聚体，是尿沉渣中最有诊断价值的成分。常见管型的组成成分及临床意义见表11-4。

表11-4　常见管型的组成成分及临床意义

管　型	组成成分	临床意义
透明管型	尿调节素（T-H蛋白）、清蛋白、少量氯化物	健康人偶见，肾实质病变时增多
红细胞管型	管型基质、红细胞	急性肾小球病变、肾小球出血
白细胞管型	管型基质、白细胞	肾脏感染性病变或免疫性反应
上皮细胞管型	管型基质、肾小管上皮细胞	肾小管坏死
颗粒管型	管型基质、变性细胞分解产物	肾实质性病变伴有肾单位淤滞
蜡样管型	细颗粒管型衍化而来	肾单位长期阻塞、肾小管有严重病变、预后差
脂肪管型	管型基质、脂肪滴	肾小管损伤、肾小管上皮细胞脂肪变性
肾衰管型	颗粒管型、蜡样管型演变而来	急性肾衰竭多尿期，出现于慢性肾衰竭提示预后不良

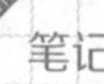
笔记

（3）结晶：尿液的结晶多来自食物或盐类。结晶出现的原因可分为生理性和病理性。①生理性：多来自食物及人体正常的代谢，一般无临床意义，如酸性尿中的尿酸结晶、草酸盐结晶等；碱性尿中的磷酸盐结晶、碳酸盐结晶等，但该类结晶大量沉积也会造成肾损害。②病理性：如亮氨酸结晶、酪氨酸结晶，见于组织大量坏死性疾病，胱氨酸结晶起因于蛋白质代谢障碍，尿酸结晶见于痛风，大量出现是尿路结石的征兆，药物结晶常见的是磺胺类结晶，易在酸性尿液中析出，形成结晶，导致少尿、无尿、血尿和肾绞痛。

（4）其他：可见以下几种病原体。①细菌：健康人新鲜尿液中无细菌存在和生长，当标本采集过程中尿液被污染时，可检出少量细菌，因此在非经无菌手段采集到的新鲜尿液中检查到细菌无临床意义。②真菌：多为白念珠菌，常见于糖尿病患者、女性尿液或碱性尿液。③寄生虫：尿液中的寄生虫及虫卵多由标本污染所致，如阴道毛滴虫多来自于女性阴道分泌物，乳糜尿中可检查出微丝蚴。

（二）粪便一般检查

1. 粪便一般性状检查

（1）量：健康人的粪便量随着食物种类、食量及消化器官的功能状态而异。

（2）性状：正常成人粪便为黄色或棕黄色，质软，有臭味的成形便；婴儿粪便为黄色或金黄色糊状便。粪便性状及临床意义见表11-5。

笔记

表11-5 粪便性状及临床意义

性　状	特　点	临床意义
稀汁便	脓样，含有膜状物	假膜性肠炎
	洗肉水样	副溶血性弧菌食物中毒
	红豆汤样	出血性小肠炎
	稀水样	获得性免疫缺陷综合征伴肠道隐孢子虫感染
米泔样便	白色淘米水样，含有黏液片块	霍乱、副霍乱
黏液便	小肠病变的黏液混于粪便中；大肠病变的黏液附着在粪便表面	肠道炎症或受刺激、肿瘤或便秘、某些细菌性痢疾
胨状便	黏胨状、膜状或纽带状物	过敏性肠炎、慢性细菌性痢疾
鲜血便	鲜红色，于排便之后滴落或附在粪便表面	直肠癌、直肠息肉、肛裂或痔疮
脓血便	脓样、脓血样、黏液血样、黏液脓血样	细菌性痢疾、阿米巴痢疾、结肠癌、肠结核、溃疡性结肠炎
乳凝块	黄白色乳凝块或蛋花样	婴儿消化不良、婴儿腹泻
变形便	球形硬便	习惯性便秘、老年人排便无力
	细条、扁片状	肠痉挛、直肠或肛门狭窄
	细铅笔状	肠痉挛、肛裂、痔、直肠癌

（3）颜色：正常人粪便为黄色或褐色，婴儿粪便为黄绿色。不同病理情况下粪便可出现不同的颜色改变，常见异常颜色及可能的原因见表11-6。

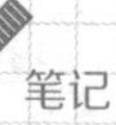

笔记

表 11-6　粪便异常颜色及可能的原因

颜　色	食物或药物原因	病理原因
鲜红色	服用大量西红柿和西瓜	肠道下段出血，如痔疮、肛裂、直肠癌等
暗红色	食用大量咖啡、可可、巧克力等	阿米巴痢疾、肠套叠等
白陶土色	上消化道钡餐造影检查服用硫酸钡，食入脂肪过量或金霉素	胆道梗阻、肠结核
绿色	食用大量绿色蔬菜或甘汞	乳儿肠炎因胆绿素来不及转变为粪胆素而呈绿色
黑色	食用铁剂、动物血、肝脏、活性炭及某些中药	上消化道出血
淡黄色	乳儿便，服用大黄、山道年	胆红素未氧化及脂肪不消化

（4）气味：粪便的气味与进食的种类、疾病等有关，正常粪便由于蛋白质的分解产物，如吲哚、粪臭素、硫醇、硫化氢、氨、靛基质等产生臭味，素食者臭味轻，肉食者臭味重。在病理情况下粪便可产生恶臭味、腥臭味和酸臭味：①慢性肠炎、胰腺疾病、消化道大出血、结肠或直肠溃烂时，未消化的蛋白质发生腐败而致粪便有恶臭。②脂肪及糖类消化或吸收不良时，脂肪酸分解及糖的发酵，可致粪便有酸臭味。③阿米巴肠炎时，粪便呈鱼腥臭味。

2. 粪便隐血试验　消化道出血量较少时红细胞已被消化分解，粪便外观无血色，且显微镜检查也未发现红细胞者为粪便隐血。粪便隐血试验是粪便检查最常用的筛查项目，阳性提示出血量＞5～10ml/d，可作为消化道恶性肿瘤普查的一个筛查指标，其连续检查对早期发现结肠癌、胃癌等恶性肿瘤有重要的价值。

3. 粪便显微镜检查

（1）细胞：显微镜下可见以下几种细胞。①白细胞：正常粪便偶见，主要是中性分叶核粒细胞。肠道炎症时增多，细菌性痢疾、阿米巴痢疾和溃疡性结肠炎时大量成堆出现，伴脓细胞，过敏性肠炎和肠道寄生虫感染时可见较多的嗜酸性粒细胞，伴有夏科–莱登结晶。②红细胞：正常粪便中不含红细胞，红细胞计数增多见于下消化道炎症或出血，如溃疡性结肠炎、急性血吸虫病、结肠癌、直肠癌、直肠息肉、细菌性痢疾、阿米巴痢疾、痔疮出血及其他出血性疾病等。③吞噬细胞：细菌性痢疾时常见较多的吞噬细胞；急性出血性肠炎、溃疡性结肠炎时偶见吞噬细胞。④上皮细胞：在正常粪便中很难发现，结肠炎症时上皮细胞计数增多。

（2）食物残渣：正常情况仅见到无定形的细小颗粒残渣，偶见少量脂肪小滴和淀粉颗粒。食物消化不完全时可见到不同类型的食物残渣，如淀粉颗粒、脂肪、肌肉纤维、结缔组织、植物纤维及细胞等。

（3）结晶：夏科–莱登结晶见于阿米巴痢疾、钩虫病和过敏性肠炎等。

（4）寄生虫卵：正常人粪便没有虫卵，肠道寄生虫感染时涂片中可出现相应的虫卵。

（三）脑脊液检查

常见脑或脑膜疾病的脑脊液检查结果见表11-7。

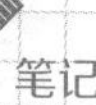

笔记

表11-7　常见脑或脑膜疾病的脑脊液检查结果

疾病	压力	外观	凝固	蛋白质	葡萄糖	氯化物	细胞增高	细菌
化脓性脑膜炎	↑↑↑	浑浊	凝块	↑↑	↓↓↓	↓	显著，多核细胞	化脓菌
结核性脑膜炎	↑↑	浑浊	薄膜	↑	↓	↓↓	中性粒细胞、淋巴细胞	结核菌
病毒性脑膜炎	↑	透明或微浑	无	↑	正常	正常	淋巴细胞	无
隐球菌性脑膜炎	↑	透明或微浑	可有	↑↑	↓	↓	淋巴细胞	隐球菌
流行性乙型脑炎	↑	透明或微浑	无	↑	正常或↑	正常	中性粒细胞、淋巴细胞	无
脑出血	↑	血性	可有	↑↑	↑	正常	红细胞	无
蛛网膜下腔出血	↑	血性	可有	↑↑	↑	正常	红细胞	无
脑肿瘤	↑	透明	无	↑	正常	正常	淋巴细胞	无
神经梅毒	↑	透明	无	正常	正常	↑	淋巴细胞	无

（四）浆膜腔积液检查

浆膜腔积液中漏出液与渗出液的鉴别要点见表11-8。

表 11-8　漏出液与渗出液鉴别

鉴别要点	漏出液	渗出液
原因	非炎症	炎症、肿瘤、理化刺激
性质	浆液性（淡黄色）	不定、血性、脓性、乳糜
透明度	透明或微浑	浑浊
比重	＜1.015	＞1.018
凝固性	不能自凝	能自凝
pH	＞7.4	＜7.4
黏蛋白定性	阴性	阳性
蛋白质定量	＜25g/L	＞30g/L
积液蛋白/血清蛋白	＜0.5	＞0.5
葡萄糖定量	与血糖相近	＜3.33
LDH	＜200	＞200
积液 LDH/血清 LDH	＜0.6	＞0.6
细胞计数	＜100×10^6/L	＞500×10^6/L
细胞分类	淋巴、间皮细胞为主	中性粒细胞或淋巴细胞
肿瘤细胞	无	可有
细菌	无	可找到病原菌

笔记

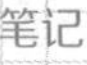
笔记

拓展练习及参考答案

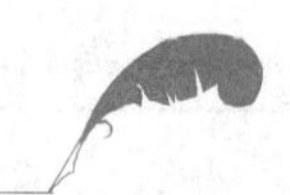

拓展练习

【填空题】

1. 结晶尿主要是尿液含有高浓度的盐类结晶所致，最常见的是（　）和（　）。
2. 由于泌尿系统淋巴管破裂或深部淋巴管阻塞，乳糜液或淋巴液进入尿液中，尿液呈现白色浑浊称为（　）。
3. 消化道恶性肿瘤患者粪便隐血试验可（　），而消化道溃疡出血多为（　）。
4. 粪便显微镜检查应观察（　）、（　）和（　）。
5. 脑脊液静置12～24小时后上层出现薄膜，常见于（　）。
6. 漏出液蛋白质定性结果为（　），渗出液蛋白质定性结果为（　）。

【判断题】

1. 肾病综合征患者尿液中蛋白质含量降低。
2. 尿液白细胞检查主要用于泌尿系统感染的诊断。
3. 粪便中夏科-莱登结晶见于阿米巴痢疾、钩虫病和过敏性肠炎等。
4. 化脓性脑膜炎脑脊液细胞检查可见大量中性粒细胞。
5. 漏出液能自凝，渗出液不能自凝。

【名词解释】

1. 蛋白尿
2. 蜡样管型
3. 粪便隐血试验

笔记

【选择题】

A型题

1. 尿液中出现何种管型，多提示存在早期肾小球病变

A. 红细胞管型　B. 白细胞管型　C. 颗粒管型

D. 蜡样管型　E. 透明管型

2. 女性，32岁。因尿频、尿急，肾区疼痛就诊。T 39.2℃，左肾区叩击痛阳性，实验室检查：尿液外观浑浊，镜检有大量白细胞及白细胞管型，同时可见闪光细胞，尿细菌培养阳性。其最可能的诊断是

A. 急性尿道炎　B. 急性膀胱炎　C. 急性肾盂肾炎

D. 肾结石　E. 急性肾小球肾炎

3. 阻塞性黄疸时，尿中胆红素会

A. 阴性　B. 正常　C. 升高

D. 降低　E. 不定

4. 不属于血糖正常性糖尿的疾病是

A. 家族性肾性糖尿　B. 甲状腺功能亢进症　C. 慢性肾小球肾炎

D. 肾病综合征　E. 妊娠后期

5. 男性，40岁。有重金属接触史，常感腰痛，尿液检查见少量红细胞、白细胞及白细胞管型，尿蛋白定量1.25g/24h，其最可能的诊断是

A. 急性肾小球肾炎　B. 肾结核　C. 急性膀胱炎

D. 慢性间质性肾炎　E. 肾结石

6. 临床判断消化道出血完全停止的最可靠实验指标结果是

A. 粪便显微镜检查无红细胞　B. 无柏油样黑便　C. 粪便隐血试验阴性

笔记

D. 粪胆素试验阴性　　E. 粪胆原试验阴性

7. 上消化道出血患者，持续2～3天仍见黑便排出，估计出血量已达

A. 30ml　　B. 35ml　　C. 40ml　　D. 50ml　　E. 60ml

8. 女性，32岁。轻度发热，腹泻、腹痛就诊。粪便检查：脓血便，有鱼腥臭味，果酱色，镜下见大量红细胞及白细胞，且红细胞多于白细胞，多粘连成堆，形态残碎。该患者最可能患

A. 细菌性痢疾　　B. 过敏性肠炎　　C. 胃出血　　D. 阿米巴痢疾　　E. 假膜性肠炎

9. 有关结核性脑膜炎脑脊液检查的叙述，不正确的是

A. 葡萄糖含量明显升高　　B. 氯化物含量明显降低　　C. 可见ADA活性明显增高

D. 标本静置后可出现薄膜　　E. 细胞分类一般以淋巴细胞为主

10. 女性，35岁。有溃疡性消化病史，因腹部剧烈疼痛住院，体检疑有腹水，行腹腔穿刺，腹水呈黄色，浑浊，比重1.038，蛋白质定量32g/L，积液蛋白/血清蛋白比值0.7，葡萄糖3.2mmol/L，LDH 286U/L，积液LDH/血清LDH比值0.7，细胞总数625×10^6/L，有核细胞分类以中性粒细胞为主。可疑发生下列疾病，但最不可能的是

A. 胃溃疡穿孔　　B. 十二指肠溃疡穿孔　　C. 肠穿孔

D. 胆囊破裂　　E. 肝硬化

B型题

（11、12题共用选项）

A. 多形性红细胞　　B. 大量白蛋白　　C. 多量扁平上皮细胞

D. 闪光细胞　　E. 尾形上皮细胞

11. 尿中出现（　）细胞，有助于诊断尿道炎。

12. 尿中出现（　）细胞，有助于诊断急性肾小球肾炎。

笔记

X型题

13．下列属于正常人尿液检查结果的是

A．RBC 0～1个/高倍视野　B．WBC 0～3个/高倍视野　C．透明管型偶见/高倍视野

D．脂肪管型0～1个/高倍视野　E．尿糖（－）

14．有关粪便检查，下列叙述正确的是

A．检查外观就可以查出是否出血　B．上消化道出血，呈柏油样便　C．小肠下段出血呈鲜红色血便

D．溃疡性结肠炎常为黏液血便　E．细菌性痢疾时常为黏液脓血便

15．下列哪些描述符合渗出液的实验室检查特点

A．比重＞1.018　B．黏蛋白定性试验阳性　C．蛋白质定量＞30g/L

D．积液蛋白/血清蛋白＜0.5　E．葡萄糖3.6～5.5mmol/L

【问答题】

1．什么是尿液管型？试述常见管型的临床意义。

2．粪便显微镜检查可见哪些细胞成分？其主要病理意义是什么？

参考答案

【填空题】

1．磷酸盐；碳酸盐

2．乳糜尿

3．持续阳性；间断阳性

4．细胞；寄生虫卵及原虫；食物残渣

5．结核性脑膜炎

6．阴性；阳性

笔记

【判断题】

1. × 肾病综合征患者尿液中蛋白质含量升高，属于肾小球性蛋白尿。
2. √
3. √
4. √
5. × 漏出液不能自凝，渗出液能自凝。

【名词解释】

1. 蛋白尿　尿蛋白超过150mg/24h或超过100mg/L，蛋白质定性试验呈阳性的尿液。
2. 蜡样管型　认为是由细颗粒管型继续变性碎解而来。它是在肾单位慢性损害，长期少尿或无尿的状况下长时间滞留于肾小管而形成。蜡样管型的出现，表示肾脏有长期而严重的病变，预后差，见于慢性肾小球肾炎晚期及肾淀粉样变性。
3. 粪便隐血试验　当上消化道微量出血时（每日出血量＜5ml），红细胞被消化分解破坏，粪便外观无异常改变，显微镜下不能发现红细胞。测定红细胞已被破坏的粪便中微量血液的方法称粪便隐血试验。

【选择题】

A型题　1. A　2. C　3. C　4. B　5. D　6. C　7. D　8. D　9. A　10. E

B型题　11. C　12. A

X型题　13. ABCE　14. BCDE　15. ABCE

【问答题】

1. 答案见知识点总结（一）3（2）。
2. 答案见知识点总结（二）3。

第12周　肝、肾功能及临床常用生化检测

一、考研真题解析

1.（2013年A型题）男性，45岁。间断双下肢水肿伴蛋白尿10年，乏力、食欲缺乏、恶心1周，刷牙时牙龈出血伴皮肤碰后发青3天入院。入院时测血压150/90mmHg。实验室检查：Hb 80g/L，WBC 6.4×10^9/L，PLT 192×10^9/L。尿液检查：蛋白尿（++），尿比密1.010，尿糖（±），偶见颗粒管型。血清肌酐（Cr）707μmol/L。该患者血肌酐升高的最可能病因是

A．慢性肾小球肾炎　　B．肾病综合征

C．原发性高血压病肾损害　　D．糖尿病肾病

【答案与解析】1．A。该中年男性患者有长期慢性病史，表现为水肿伴蛋白尿，最近有贫血（乏力、Hb 80g/L）、肾衰竭（食欲缺乏、恶心、血肌酐明显升高），临床最可能的诊断是慢性肾小球肾炎引起肾衰竭，即慢性肾小球肾炎为该患者血肌酐升高的最可能病因，而根据病史和实验室检查均不支持肾病综合征、原发性高血压病肾损害和糖尿病肾病。故本题选A。

2.（2014年X型题）关于糖尿病的检查，下列提法正确的有

A．全血血糖高于血浆血糖

B．糖化血红蛋白（HbA1c）主要反映近2～3个月血糖总水平

笔记

C．胰岛素和C肽测定有助于糖尿病诊断

D．注射胰岛素的患者可通过测定C肽水平了解胰岛功能状况

【答案与解析】2．BD。血糖升高是诊断糖尿病的主要依据，也是判断糖尿病病情和控制情况的主要指标。血糖值反映的是瞬间血糖状态。常用葡萄糖氧化酶法测定，抽取静脉血或取毛细血管血，可用血浆、血清或全血，如果血细胞比容正常，血浆、血清血糖比全血血糖可升高15%。诊断糖尿病时必须用静脉血浆测定血糖。HbA1c是葡萄糖或其他糖与血红蛋白的氨基发生非酶催化反应（一种不可逆的蛋白糖化反应）的产物，其量与血糖浓度呈正相关。由于红细胞在血循环中的寿命约为120天，因此HbA1c反映患者近8～12周平均血糖水平，故B选项正确。胰岛素和C肽释放试验可反映基础和葡萄糖介导的胰岛素释放功能，但胰岛素测定受血清中胰岛素抗体和外源性胰岛素干扰，故无法协助诊断糖尿病，而C肽测定不受血清中的胰岛素抗体和外源性胰岛素影响，可反映胰岛功能状况，故D选项正确。

3.（2015年A型题）女性，23岁。头晕、乏力低热腰痛恶心5天来诊，有肝炎病史1年。查体：T 37.5℃，浅表淋巴结不大，巩膜轻度黄染，脾肋下3cm。尿液检查：尿色深，镜下未见红细胞，尿胆原（＋），尿胆红素（－）。血清总胆红素（STB）44.2μmol/L，结合胆红素（CB）5.2μmol/L。最可能的诊断是

A．慢性肝炎急性发作　　B．胆囊炎

C．急性胰腺炎　　D．溶血性贫血

【答案与解析】3．D。根据实验室检查结果，血清CB正常值：0～6.8μmol/L，STB正常值：3.4～17.1μmol/L。该患者尿胆原升高、尿胆红素阴性、游离胆红素和总胆

红素升高，符合溶血性贫血的特点。结合该患者贫血、黄疸、脾大、无血红蛋白尿等临床表现，可诊断为血管外溶血性贫血。

笔记

4.（2016年A型题）急性肾小管坏死维持期出现的实验室检查异常是

A．血尿素氮与肌酐的比值降低　　B．血红蛋白含量中度以上降低

C．血钾浓度降低　　D．尿钠浓度降低

【答案与解析】4．A。急性肾小管坏死维持期又称少尿期，可有出血倾向及轻度贫血表现。此期可出现血尿素氮/肌酐＜15、高钾血症、尿钠浓度升高＞40mmol/L。

5.（2016年A型题）对鉴别糖尿病酮症酸中毒与高渗高血糖综合征意义最小的检查是

A．血糖测定　　B．尿酮体检查　　C．血气分析检查　　D．血电解质检查

【答案与解析】5．D。①糖尿病酮症酸中毒血糖浓度多为16.7～33.3mmol/L，有时可达55.5mmol/L以上，尿糖、尿酮体强阳性，血气分析提示酸中毒。②高渗高血糖综合征血糖浓度≥33.3mmol/L，有效血浆渗透压≥320mOsm/（kg·H_2O），尿酮体阴性或弱阳性，一般无明显酸中毒。糖尿病酮症酸中毒与高渗高血糖综合征的血电解质检查无明显差异，故本题选D。

6.（2016年A型题）男性，34岁。口渴、多尿、乏力2个月，1天前外出饮酒、饱餐后上述症状加重，伴恶心、频繁呕吐，继而神志恍惚，急诊入院。既往有乙型病毒性肝炎病史。入院查体：BP 85/50mmHg，神志恍惚，皮肤黏膜干燥，心率104次/分，四肢发凉。为明确诊断，最主要的检查是

A．血淀粉酶　　B．血糖及尿酮体　　C．血氨　　D．血渗透压

笔记

【答案与解析】6. B。该患者为青年男性，2个月来口渴、多尿、乏力，考虑为糖尿病。由于饮酒饱餐后诱发恶心，频繁呕吐，继而神志恍惚，血压低、皮肤黏膜干燥，心率增快，四肢厥冷，考虑为糖尿病酮症酸中毒。重症急性胰腺炎多有胆结石病史，伴腹膜炎症状。糖尿病酮症酸中毒主要检查为血糖和尿酮体强阳性。

7.（2017年A型题）男性，25岁。因肉眼血尿2天来诊，3天前有上呼吸道感染。既往体健。查体：BP 125/85mmHg，皮肤黏膜未见出血点和紫癜，心肺腹检查未见异常。尿液检查；蛋白（++），尿沉渣镜检高倍镜下RBC满视野，WBC 0～3个/高倍视野。血液检查：Hb 105g/L，WBC 6.0×10^9/L，PLT 210×10^9/L。血肌酐120μmol/L，该患者最可能的诊断是

A. 急性肾小球肾炎　　B. 急进性肾小球肾炎

C. IgA肾病　　D. 肾病综合征

【答案与解析】7. C。该患者为青年男性，上呼吸道感染后发病，起病急，主要临床表现为肉眼血尿，无水肿、高血压和肾功能减退，故诊断为IgA肾病，本题选C。急性肾小球肾炎多发生于儿童，常有1～3周潜伏期，患者几乎均有肾小球源性血尿，多伴蛋白尿、水肿和高血压，起病初期血清C3及总补体下降，8周内逐渐恢复正常。急进性肾小球肾炎患者可有前驱上呼吸道感染，以急性肾炎综合征起病，多早期出现少尿或无尿，进行性肾功能恶化并发展成尿毒症。肾病综合征的诊断必须包括大量蛋白尿和低蛋白血症。

8.（2017年A型题）女性，25岁。乏力、心悸、低热2周余。检查发现甲状腺弥漫肿大Ⅰ度，无触痛，心率110次/分。血液检查：游离三碘甲腺原氨酸（FT_3）、游离甲

笔记

状腺素（FT_4）明显升高，促甲状腺激素（TSH）明显降低。临床最可能的诊断是

A．格雷夫斯（Graves）病　　B．亚急性甲状腺炎

C．结节性甲状腺肿　　D．自身免疫性甲状腺炎

【答案与解析】8．A。患者为青年女性，乏力、心悸、低热2周余。心率快，血FT_3、FT_4明显升高，TSH明显降低，诊断为Graves病，故选A。

（9、10题共用题干）（2020年A型题）

女性，18岁。乏力、面色苍白半年。月经量增多2年余。查体：贫血貌，巩膜无黄染，心肺检查未见异常，腹平软，肝脾肋下未触及。血液检查：Hb 80g/L，平均红细胞容积（MCV）65fl，平均红细胞血红蛋白量（MCH）20pg，平均红细胞血红蛋白浓度（MCHC）300g/L，WBC 4.0×10^9/L，PLT 310×10^9/L。

9．该患者最可能的诊断是

A．缺铁性贫血　　B．珠蛋白生成障碍性贫血

C．慢性病性贫血　　D．巨幼细胞贫血

10．确诊的最佳实验室检查是

A．外周血网织红细胞计数　　B．血清铁、铁蛋白测定

C．血红蛋白电泳　　D．血清叶酸、维生素B_{12}测定

【答案与解析】9．A。该患者为青少年女性，半年来面色苍白，2年多来月经过多。根据血液检查结果，MCV＜80fl、MCH＜27pg、MCHC＜320g/L，考虑为小细胞低色素性贫血，根据病史，最可能是缺铁性贫血。缺铁性贫血可由于铁丢失过多引起，见于各

笔记

种失血、咯血、肺泡出血、月经过多、血红蛋白尿等。故第9题选A。10. B。铁蛋白测定可反映机体缺铁情况，可以作为诊断缺铁的敏感指标，故第10题选B。网织红细胞计数反映骨髓红细胞系增生情况，对缺铁性贫血的诊断无特异性。血红蛋白电泳是诊断珠蛋白生成障碍性贫血的依据。叶酸及维生素B_{12}检测用于巨幼细胞贫血的诊断。

11.（2021年A型题）男性，69岁，2小时前（凌晨5:00）在睡眠中突发心前区疼痛伴大汗，自服速效救心丸无效，急诊入院（晨7:00）做心电图检查，提示Ⅱ、Ⅲ、avF导联ST段抬高0.2～0.4mV，血液检查中下列指标最可能升高的是

A. 肌钙蛋白T　　B. 肌酸激酶同工酶CK-MB

C. 谷草转氨酶　　D. 肌红蛋白

【答案与解析】11. D。该患者为老年男性，根据症状和心电图表现，诊断为急性心肌梗死。由于该患者起病2小时，心肌酶中最可能升高的是肌红蛋白。故本题选D。

12.（2022年X型题）血清淀粉酶（AMY）检验值诊断急性胰腺炎的意义，正确的有

A. 淀粉酶值持续升高，不代表急性胰腺炎持续加重

B. 淀粉酶值降低后又升高，说明病情反复

C. 淀粉酶值不高，可排除急性胰腺炎

D. 淀粉酶值越高，诊断准确率越高

【答案与解析】12. ABD。血清AMY是胰腺疾病最常用的实验室诊断方法。急性胰腺炎时，血清AMY显著升高。急性胰腺炎发病后2小时血清AMY开始升高，12～24小时达到高峰，2～5天降至正常。但坏死性胰腺炎时血清AMY可能不高。故本题选ABD。

笔记

13.（2022年X型题）缺铁性贫血的铁代谢异常有

A. 血清铁含量降低　　B. 血清铁蛋白含量降低

C. 血清总铁结合力降低　　D. 血清转铁蛋白饱和度降低

【答案与解析】 13. ABD。缺铁性贫血铁代谢相关检测的特点是血清铁含量降低、铁蛋白含量降低、总铁结合力升高、转铁蛋白饱和度降低。故本题选ABD。

二、知识点总结

本周知识点考点频率统计见表12-1。

表12-1　肝肾功能及临床常用生化检测考点频率统计表（2012—2022年）

年　份	肝功能	肾功能	血糖及代谢产物	血清脂质和脂蛋白	血清电解质	临床常用酶及蛋白质检测		甲状腺激素	血清铁及其代谢产物
						心肌酶、心肌蛋白	淀粉酶		
2022							√		√
2021						√			
2020									√
2019									
2018									
2017		√						√	
2016		√	√				√		
2015	√								

笔记

续 表

年　份	肝功能	肾功能	血糖及代谢产物	血清脂质和脂蛋白	血清电解质	临床常用酶及蛋白质检测		甲状腺激素	血清铁及其代谢产物
						心肌酶、心肌蛋白	淀粉酶		
2014			√						
2013		√							
2012									

（一）肝脏疾病常用实验室检查

1. 蛋白质代谢功能检查

（1）血清总蛋白（STP）和白蛋白（A）、球蛋白（G）比值（A/G）：STP是血清A和血清G的总和。A由肝实质细胞合成，反映肝损伤的程度，常用A/G比值来衡量肝脏疾病的严重程度。

（2）血清α_1-抗胰蛋白酶（AAT）：AAT缺陷可引起肝细胞的损害而致肝硬化，严重的遗传性AAT缺陷常伴有早年（20～40岁）肺气肿。

（3）铜蓝蛋白（Cp）：协助诊断肝豆状核变性又称威尔逊（Wilson）病，Wilson病患者血清总铜浓度不变，铜蓝蛋白含量降低，而伴有血浆可透析的铜（游离铜）含量增加。

（4）血清蛋白电泳：从正极到负极依次为白蛋白、α_1球蛋白、α_2球蛋白、β球蛋白、γ球蛋白。

（5）血清前白蛋白：①是营养不良敏感指标。②是肝功不全指标。在肝炎发病早期血清前白蛋白浓度下降往往早于其他血清蛋白成分的改变。③急性炎症、恶性肿瘤、肾炎、创伤时血清前白蛋白浓度降低。

（6）血浆凝血因子测定：反映肝脏合成功能、储备功能、病变严重程度及预后。

（7）血氨测定：升高见于进食高蛋白饮食、运动后，严重肝损害、上消化道出血、尿毒症、肝外门脉系统分流形成；降低见于低蛋白饮食、贫血。

2. 胆红素代谢检查 判断有无黄疸及黄疸类型的各项指标变化见表12-2。

表12-2 不同病因所致黄疸时胆红素代谢的改变

指　标	正　常	溶血性黄疸	肝细胞性黄疸	阻塞性黄疸
血清胆红素浓度	3.4～17.1μmol/L	＜85.5μmol/L	17.1～171.0μmol/L	＞171μmol/L
结合胆红素	极少	轻度增加	↑	↑↑
未结合胆红素	1.7～10.2μmol/L	↑↑	↑	无明显增高
尿胆红素	–	–	++	++
尿胆素原	少量	↑	不一定	↓
尿胆素	少量	↑	不一定	↓
粪胆素原	40～280mg/24h	↑	↓或正常	↓或缺如
粪便颜色	正常	深	变浅或正常	完全阻塞时呈白陶土色

3. 胆汁酸代谢检查 胆汁酸是胆固醇在肝脏分解代谢的产物，当肝细胞发生病变，如急慢性肝炎、肝硬化、酒精性肝病、中毒性肝病、胆汁淤积时血清中的总胆汁酸

笔记

（TBA）可增高。血清TBA水平是反映肝实质损伤的一项重要指标。

4. 血清酶及同工酶检查

（1）血清氨基转移酶及其同工酶测定：用于检查肝细胞损伤程度的主要是谷丙转氨酶（GPT）和谷草转氨酶（GOT）。GPT和GOT均属于肝细胞内非特异性功能酶，生理情况下血清转氨酶活性很低。急性病毒性肝炎、慢性肝炎和脂肪肝、肝硬化、原发性肝癌、胆道疾病、机体器官有实质性损害时（如急性心肌梗死、急性肾盂肾炎、大叶性肺炎、外伤、手术等），GPT和GOT可升高。

（2）碱性磷酸酶（ALP）及其同工酶测定：血清中的ALP主要来源于肝脏。ALP升高的原因可分为生理性和病理性。①生理性升高：血清ALP水平在妊娠期明显升高，同时受年龄影响，新生儿、儿童、青少年骨骼生长期比成人要高。②病理性升高：肝胆管梗阻疾患、肝炎或肝硬化、原发性或继发性肝癌、骨骼系统病变时血清ALP水平升高。

（3）γ-谷氨酰转移酶（GGT）及同工酶测定：血清中的GGT主要来自肝脏，少量来自肾脏、胰腺。患病毒性肝炎、原发性或转移性肝癌、梗阻性黄疸、急慢性酒精性肝炎、肝硬化时GGT可升高，系统性红斑狼疮、传染性单核细胞增多症等患者血清GGT也可轻度升高。

（4）乳酸脱氢酶（LDH）及其同工酶测定：血清中LDH活性增高主要用于心肌梗死、肝病、肺梗死、白血病、恶性肿瘤、恶性淋巴瘤等的诊断。

（5）α-*L*-岩藻糖苷酶测定：岩藻糖苷贮积病时降低，肝细胞癌时显著升高。

（6）单胺氧化酶、脯氨酰羟化酶测定：肝纤维化时升高。

笔记

5. 肝纤维化相关检查 肝纤维化的生化检验项目肝纤维化四项检查包括Ⅰ型前胶原、Ⅳ型胶原、层粘连蛋白和透明质酸。肝纤维化四项检查主要用来诊断慢性肝病患者病情发展状况和治疗效果，是衡量炎症活动度、纤维化程度的重要诊断依据。

（二）肾脏疾病常用实验室检查

1. 肾小球功能检查

（1）血清肌酐（Cr）测定：参考值为男性53～106μmol/L，女性44～97μmol/L。血Cr测定的临床意义有以下两点。①评价肾小球滤过功能：急性肾衰竭，血Cr明显的进行性升高；慢性肾衰竭，血Cr升高程度与病变严重性一致（肾衰竭代偿期，血Cr＜178μmol/L；肾衰竭失代偿期，血Cr＞178μmol/L；肾衰竭期，血Cr＞445μmol/L）。②鉴别肾前性和肾实质性少尿：器质性肾衰竭时血Cr常＞200μmol/L；肾前性少尿时血Cr浓度升高多≤200μmol/L。

（2）内生肌酐清除率（Ccr）测定：参考值为成人80～120ml/min，是较早反映肾小球滤过率（GFR）的灵敏指标。根据Ccr不同，肾功能可分为如下4期。①第1期（肾衰竭代偿期）Ccr为80～51ml/min。②第2期（肾衰竭失代偿期）Ccr为50～20ml/min。③第3期（肾衰竭期）Ccr为19～10ml/min。④第4期（尿毒症期或终末期肾衰竭）Ccr＜10ml/min。Ccr的测定还可用于指导治疗：Ccr＜30～40ml/min，应开始限制蛋白质摄入；Ccr＜30ml/min，用氢氯噻嗪等利尿治疗常无效，不宜应用；Ccr＜10ml/min应结合临床进行肾替代治疗，肾脏对利尿药（如呋塞米、依他尼酸）的反应已极差。

（3）血尿素氮（BUN）测定：参考值为成人3.2～7.1mmol/L，婴儿、儿童

笔记

1.8～6.5mmol/L。BUN升高的原因如下。①器质性肾功能损害：各种原发性肾小球肾炎、肾盂肾炎、间质性肾炎、肾肿瘤、多囊肾等所致的慢性肾衰竭；急性肾衰竭肾功能轻度受损时，BUN可无变化，GFR下降至50%以下BUN才能升高。②肾前性少尿：严重脱水、大量腹水、心力衰竭、肝肾综合征等导致的血容量不足、肾血流量减少灌注不足致少尿。此时BUN升高，但Cr升高不明显。③蛋白质分解或摄入过多：如急性传染病、高热、上消化道大出血、大面积烧伤、严重创伤、大手术后和甲状腺功能亢进症、高蛋白饮食等，但血Cr一般不升高。

（4）血β_2微球蛋白（β_2M）测定：在评估肾小球滤过功能上血β_2M升高比血Cr更灵敏。若同时出现血和尿β_2M升高，血β_2M＜5mg/L，则可能肾小球和肾小管功能均受损。

（5）血清半胱氨酸蛋白酶抑制剂C（cys C）测定：①对轻度的肾损伤反应灵敏，糖尿病患者定期检测cys C可以动态观察病情的发展。②可以快速诊断出急性排斥反应或药物治疗造成的肾损伤。

2. 肾小管功能检查 见表12-3。

笔记

表12-3　肾小管功能常见实验室检查

肾小管部位	检验项目	临床意义
近端肾小管功能检测	尿β_2M	较灵敏地反映近端肾小管重吸收功能受损
	α_1M	①早期近端肾小管功能损伤的特异、灵敏指标。②可用于评估肾小球滤过功能，血清α_1M升高提示GFR降低所致的血潴留，血清和尿中α_1M均升高，表明肾小球滤过功能和肾小管重吸收功能均受损。③血清α_1M降低见于严重肝实质性病变所致生成减少，如重症肝炎、肝坏死等
	视黄醇结合蛋白（RBP）	尿液RBP升高可见于早期近端肾小管损伤。血清RBP升高可见于肾小球滤过功能减退、肾衰竭等；血清RBP水平是一项诊断早期营养不良的灵敏指标
远端肾小管功能检测	昼夜尿比密试验	①浓缩功能早期受损时，夜尿大于750ml或昼夜尿量比值降低，而尿比密值及变化率仍正常，为浓缩功能受损的早期改变，可见于间质性肾炎、慢性肾小球肾炎、高血压肾病和痛风性肾病早期主要损害肾小管时。②浓缩－稀释功能严重受损时，夜尿增多及尿比密无1次＞1.018或昼尿比密差值＜0.009。③浓缩－稀释功能丧失时，每次尿比密均固定在1.010～1.012的低值，称为等渗尿（与血浆比），表明肾只有滤过功能，而稀释－浓缩功能完全丧失。④肾小球病变时，尿量少而比密增高，固定在1.018左右（差值＜0.009），多见于急性肾小球肾炎及其他GFR降低的情况，因此时原尿生成减少而稀释－浓缩功能相对正常所致。⑤尿崩症者患者尿量明显增多（＞4L/24h）而尿比密均＜1.006，为尿崩症的典型表现
	尿渗量（尿渗透压）	①用于判断肾浓缩功能，禁饮尿渗量在300mOsm/（kg·H_2O）左右时，即与正常血浆渗量相等，称为等渗尿；若＜300mOsm/（kg·H_2O），称低渗尿；正常人禁饮8小时后尿渗量＜600mOsm/（kg·H_2O），且尿/血浆渗量比值≤1，表明肾浓缩功能障碍。见于慢性肾盂肾炎、多囊肾、尿酸性肾病等慢性间质性病变，也可见于慢性肾炎后期，以及急、慢性肾衰竭累及肾小管和间质。②用于鉴别肾前性、肾性少尿，肾前性少尿时，肾小管浓缩功能完好，故尿渗量较高，常＞450mOsm/（kg·H_2O）；肾小管坏死致肾性少尿时，尿渗量降低，常＜350mOsm/（kg·H_2O）

笔记

3. 血尿酸检测

（1）血尿酸浓度升高：①在反映早期肾小球滤过功能损伤上较血Cr和血尿素灵敏。②提示体内尿酸生成异常增多，常见于遗传性酶缺陷所致的原发性痛风，以及多种血液病、恶性肿瘤等细胞大量破坏所致的继发性痛风。③也可见于长期使用利尿药及抗结核药吡嗪酰胺、慢性铅中毒、长期禁食者。

（2）血尿酸浓度降低：提示各种原因致肾小管重吸收尿酸功能损害，尿中大量丢失，以及肝功能严重损害尿酸生成减少，如范科尼（Fanconi）综合征、暴发性肝衰竭、肝豆状核变性等。此外，慢性镉中毒，使用磺胺及大剂量糖皮质激素，参与尿酸生成的黄嘌呤氧化酶、嘌呤核苷磷酸化酶先天性缺乏症等，亦可致血尿酸降低。

4. 肾小管性酸中毒的检测 氯化铵负荷试验（酸负荷试验）、碳酸氢根离子重吸收排泄试验（碱负荷试验）。

（三）血糖及其代谢产物的检查

1. 空腹血糖（FBG）检查

（1）血糖增高：空腹血浆葡萄糖（FPG）≥7.0mmol/L为高血糖症。

（2）血糖降低：空腹血糖值＜2.8mmol/L为低血糖症。

2. 口服葡萄糖耐量试验（OGTT）

（1）诊断糖尿病：①具有糖尿病症状，FBG≥7.0mmol/L；②OGTT 2小时≥11.1mmol/L。③具有临床症状，随机血糖≥11.1mmol/L，且伴有尿糖阳性。

（2）判断糖耐量减低（IGT）：FBG＜7.0mmol/L，OGTT 2小时7.8～11.1mmol/L，且血糖到达高峰的时间延长至1小时后，血糖恢复正常的时间延长至2～3小时以后，

笔记

同时伴有尿糖阳性。

3. 糖化血红蛋白 糖化血红蛋白的主要成分是糖化血红蛋白（HbA1c），反映了过去2～3个月的平均血糖浓度，HbA1c＜7%说明糖尿病控制良好。HbA1c可作为糖尿病患者血管并发症的独立预测危险因素。

4. 血糖调节物检查

（1）胰岛素：用于糖尿病分型和低血糖的鉴别诊断。

（2）C肽：用于调整胰岛素用量。

（3）胰岛素释放试验和C肽激发试验：1型糖尿病患者C肽激发试验无反应，2型糖尿病患者在胰岛素释放试验中对葡萄糖刺激反应的第一时相胰岛素分泌减少，大多数仍保留第二时相的反应。

5. 糖尿病并发症相关检查

（1）糖尿病酮症酸中毒：血清酮体含量升高和代谢性酸中毒。

（2）糖尿病非酮症高渗性昏迷：血糖高（≥33.3mmol/L）、血钠高（≥145mmol/L）、血渗量高（≥350mOsm/kg·H_2O）；尿糖检查呈强阳性，血清酮体可稍升高，但pH大多正常。

（3）糖尿病乳酸酸中毒性昏迷：血乳酸浓度＞2mmol/L，pH降低，乳酸/丙酮酸比值＞10。

（四）血清脂类检查

1. 血清脂质检查

（1）总胆固醇（TC）测定：①升高见于动脉粥样硬化所致的心、脑血管疾病；各

笔记

种高脂蛋白血症、胆汁淤积性黄疸、甲状腺功能减退症、类脂性肾病、肾病综合征、糖尿病等；长期吸烟、饮酒、精神紧张和血液浓缩等；应用某些药物，如环孢素、糖皮质激素、阿司匹林、口服避孕药、β受体阻断药等。②降低见于甲状腺功能亢进症；严重的肝脏疾病，如肝硬化和急性重型肝炎；贫血、营养不良和恶性肿瘤等；应用某些药物，如雌激素、甲状腺素、钙离子拮抗药等。

（2）甘油三酯（TG）测定：①升高见于冠心病、原发性高脂血症、动脉粥样硬化、肥胖症、糖尿病、痛风、甲状腺功能减退症、肾病综合征、高脂饮食和胆汁淤积性黄疸等。②降低见于低β脂蛋白血症和无β脂蛋白血症，以及严重的肝脏疾病、吸收不良、甲状腺功能亢进症、肾上腺皮质功能减退症等。

2. 血清脂蛋白检查

（1）高密度脂蛋白（HDL）测定：与冠心病的发病呈负相关，可用于评价发生冠心病的危险性；绝经前女性HDL水平较高；升高还可见于慢性肝炎、原发性胆汁性胆管炎等。减低常见于动脉粥样硬化；急性感染、糖尿病、肾病综合征；应用雄激素、β受体阻断药和孕酮等药物后。

（2）低密度脂蛋白（LDL）测定：①升高见于家族性高脂血症、甲状腺功能减退症、肾病综合征、胆汁淤积性黄疸、肥胖症、应用雄激素、β受体阻断药、糖皮质激素等。②降低见于低β脂蛋白血症和无β脂蛋白血症；吸收不良、甲状腺功能亢进症、肝硬化、低脂饮食和运动等。

（五）血清电解质检查

常见电解质检测的临床意义见表12-4。

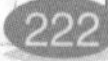

笔记

表12-4 临床常见电解质检测的临床意义

实验室检查项目		临床意义
血钾测定	高钾血症	①摄入过多：高钾饮食、输注大量钾盐、输入大量库存血液等。②排出减少：急性肾损伤少尿期、肾上腺皮质功能减退症；长期使用潴钾利尿药；远端肾小管上皮细胞泌钾障碍。③细胞内钾外移增多：组织损伤和血细胞破坏，缺氧和酸中毒，β受体阻断药、洋地黄等可抑制Na^+-K^+-ATP酶；家族性高血钾性周期性麻痹；血浆晶体渗透压增高
	低钾血症	①分布异常：细胞外钾内移，细胞外液稀释。②丢失过多：频繁呕吐、长期腹泻、胃液引流等；肾衰竭多尿期、肾小管性酸中毒、肾上腺皮质功能亢进症、醛固酮增多症等；长期使用排钾利尿药。③摄入不足：长期低钾饮食、禁食和厌食；饥饿、营养不良、吸收障碍等
血钠测定	高钠血症	①水分摄入不足：水源断绝、进食困难、昏迷等。②水分丢失过多：大量出汗、烧伤、长期腹泻、呕吐、糖尿病性多尿、胃肠引流等。③内分泌疾病：肾上腺皮质功能亢进症、原发性或继发性醛固酮增多症时，肾小管排钾保钠，使血钠升高。④摄入过多：进食过量钠盐或输注大量高渗盐水，输入过多的碳酸氢钠等
	低钠血症	①丢失过多：肾性丢失、皮肤黏膜性丢失、医源性丢失、胃肠道丢失。②细胞外液稀释：饮水过多而导致血液稀释；慢性肾衰竭、肝硬化失代偿期、急性肾损伤或慢性肾衰竭少尿期；尿崩症、剧烈疼痛、肾上腺皮质功能减退症等抗利尿激素分泌过多；高血糖或使用甘露醇，细胞外液高渗，使细胞内液外渗。③消耗性低钠或摄入不足：肺结核、肿瘤、肝硬化等慢性消耗性疾病；饥饿、营养不良、长期低钠饮食及不恰当的输液等
血氯测定	高氯血症	①排出减少：急性肾损伤或慢性肾衰竭的少尿期、尿道或输尿管梗阻、心功能不全等。②血液浓缩：频繁呕吐、反复腹泻、大量出汗等导致水分丧失、血液浓缩。③吸收增加：肾上腺皮质功能亢进症，使肾小管对NaCl吸收增加。④代偿性增高：呼吸性碱中毒时过度呼吸，血氯代偿性增高。⑤低蛋白血症：肾脏疾病时的尿蛋白排出增加，血浆蛋白质减少，使血氯增加。⑥摄入过多：食入或静脉补充大量的NaCl、$CaCl_2$、NH_4Cl溶液等
	低氯血症	①摄入不足：饥饿、营养不良、低盐治疗等。②丢失过多：严重呕吐、腹泻、胃肠引流等情况下，氯的丢失大于钠和HCO_3^-的丢失；慢性肾衰竭、糖尿病及应用噻嗪类利尿药时，氯由尿液排出增多；慢性肾上腺皮质功能不全时，由于醛固酮分泌不足，氯随钠丢失增加。呼吸性酸中毒时，血HCO_3^-增高，使氯的重吸收减少

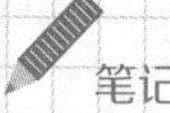

笔记

（六）临床常用酶及蛋白质检测

常用酶及蛋白质检测项目及临床意义见表12-5。

表12-5　临床常用酶及蛋白质检测的临床意义

实验室检查项目	临床意义
肌酸激酶（CK）	①升高最常见于急性心肌梗死（AMI）（3～8小时明显增高，10～36小时达峰值，3～4天恢复正常，发病24小时CK低于参考值的上限可排除AMI），还可见于心肌炎和肌肉疾病、溶栓治疗、手术等。②降低见于长期卧床、甲状腺功能亢进症、激素治疗等
肌酸激酶同工酶（CK-MB）	升高见于AMI（CK-MB对AMI早期诊断的灵敏度明显高于总肌酸激酶（CK），一般3～8小时明显升高，9～30小时达峰值，24～72小时恢复正常，对再发心肌梗死的诊断有重要价值）、其他心肌损伤（心绞痛、心包炎、慢性心房颤动、安装起搏器等）、肌肉疾病及手术（骨骼肌疾病时CK-MB也升高，但CK-MB/CK一般较低）
心肌肌钙蛋白T（cTnT）	①cTnT是诊断AMI的确定性标志物，可用来监测AMI的病程进展。②可用于判断微小心肌损伤。③可用于预测血液透析患者心血管事件。④可用于评价溶栓治疗效果。⑤心肌外伤、心肌挫伤、甲状腺功能减退症患者的心肌损伤、药物损伤、严重脓毒血症所致的左心衰竭时也有轻度升高
心肌肌钙蛋白I（cTnI）	①升高可用于诊断AMI，与cTnT比较，cTnI具有较低的初始灵敏度和较高的特异性（AMI发病后3～6小时，cTnI即升高，14～20小时达到峰值，5～7天恢复正常）。②升高提示有微小心肌损伤。③急性心肌炎患者cTnI低水平增高
肌红蛋白（Mb）	AMI时0.5～2.0小时开始增高，5～12小时达峰值，18～30小时恢复正常，是早期心肌损伤的指标之一。Mb持续增高或反复波动，提示心肌梗死持续存在，或再次发生心肌梗死及梗死面积范围扩大等

笔记

续 表

实验室检查项目	临床意义
淀粉酶（AMY）	血清淀粉酶和尿淀粉酶测定是胰腺疾病最常用的实验室诊断方法。急性胰腺炎时，血和尿中的AMY显著升高。急性胰腺炎发病后2小时血清AMY开始升高，12～24小时达到高峰，2～5天降至正常。尿AMY于发病后12～24小时开始升高，降低速度也比血清AMY慢。血清与尿中AMY同时降低主要见于肝炎、肝硬化、肝癌，以及急性和慢性胆囊炎等。肾功能严重障碍时，血清AMY升高，但尿AMY降低
脂肪酶（LPS）	血液中的LPS主要用于急性胰腺炎的诊断，急性胰腺炎时，血液中的LPS 4～8小时开始升高，24小时出现峰值，可达10U/L，甚至50～60U/L，至48～72小时可恢复正常，但随后还可以持续升高7～14天
胆碱酯酶（ChE）	①有机磷和氨基甲酸酯类杀虫剂中毒时，血清ChE活性明显降低。②ChE是评价肝细胞合成功能的灵敏指标，与肝实质损伤程度成正比

（七）内分泌激素检测

1. 甲状腺激素相关检测及临床意义 见表12-6。

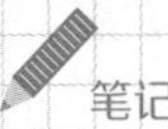

笔记

表12-6 甲状腺激素相关检测及临床意义

检验项目	临床意义
甲状腺素（TT_4）	升高见于甲状腺功能亢进症（简称甲亢）、先天性甲状腺素结合球蛋白增多症、原发性胆汁性胆管炎、甲状腺激素不敏感综合征、妊娠、口服避孕药或雌激素等。降低见于甲状腺功能减退症（简称甲减）、缺碘性甲状腺肿、慢性淋巴细胞性甲状腺炎、低甲状腺素结合球蛋白血症等
游离甲状腺素（FT_4）	诊断甲亢的灵敏度优于TT_4
三碘甲腺原氨酸（TT_3）	用于判断甲亢有无复发，是诊断T_3型甲亢的特异性指标
游离三碘甲腺原氨酸（FT_3）	升高诊断甲亢非常灵敏，降低见于低T_3综合征、慢性淋巴细胞性甲状腺炎晚期、应用糖皮质激素等
反式三碘甲腺原氨酸（rT_3）	升高见于甲亢
甲状腺素结合球蛋白（TBG）	升高见于甲减，肝脏疾病如肝硬化、病毒性肝炎等，还可见于Graves病、甲状腺癌、风湿病、先天性TBG增多症等。降低见于甲亢、遗传性TBG减少症、肢端肥大症、肾病综合征、恶性肿瘤、严重感染、大量应用糖皮质激素和雄激素等
抗甲状腺过氧化物酶抗体（TPOAb）	是甲状腺功能失调和甲减的主要病因，在自身免疫性甲状腺疾病的病因诊断中具有重要意义，在桥本甲状腺炎、Graves病和特发性黏液水肿时明显升高

2. **肾上腺皮质激素检测** 尿液17-羟皮质类固醇（17-OHCS）、尿液17-酮皮质类固酮（17-KS）、血清皮质醇和24小时尿液游离皮质醇测定等。

3. **垂体激素检测** 生长激素、抗利尿激素、促甲状腺激素、促肾上腺皮质激素等。

笔记

（八）血清铁及其代谢产物检测

血清铁及其代谢产物检测有助于贫血的鉴别见表12-7。

表12-7　临床常见贫血的鉴别

检测项目	缺铁性贫血	铁粒幼细胞贫血	珠蛋白生成障碍性贫血	慢性病性贫血
血清铁	减低	增高	增高	正常或增高
血清铁蛋白	减低	增高	增高	减低
总铁结合力	增高	正常或减低	正常	减低
转铁蛋白饱和度	减低	增高	增高	正常或减低

拓展练习及参考答案

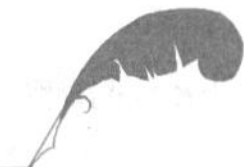

拓展练习

【填空题】

1. 诊断急性肝炎最敏感的指标是（　）。
2. 铜蓝蛋白常用于辅助诊断（　）。
3. 肾小管重吸收功能检查一般以（　）、（　）等作为评价指标，这类低分子量蛋白质在尿中出现和增加，反映肾小管重吸收功能障碍。
4. 糖尿病的诊断界值为空腹血糖（　），或OGTT 2小时血糖（　）。
5. 目前被公认的诊断急性心肌梗死的确诊指标为（　）。

笔记

【判断题】

1. 尿β_2M和α_1M升高能较灵敏地反映肾小球滤过功能受损。
2. 凝血酶原时间（PT）延长提示患者肝合成功能良好，预后较好。
3. 临床上当患者血液Ccr＜30ml/min时，用氢氯噻嗪等利尿治疗常无效，不宜应用。
4. 原发性甲状腺功能亢症患者TT_3、TT_4下降，TSH升高。
5. LDL能防止动脉粥样硬化，具有保护心脏的作用。

【名词解释】

1. 内生肌酐清除率
2. 胰岛素释放试验

【选择题】

A型题

1. 有助于诊断骨骼和肝脏疾病的血清酶是

A. GOT　B. CK　C. ALP　D. ACP　E. LPS

2. 阻塞性黄疸时，下列何种结果是正确的

A. 血中结合胆红素增多，尿中尿胆原增多
B. 血中非结合胆红素增多，尿中胆红素阳性
C. 血中非结合胆红素增多，尿中尿胆原增多
D. 血中结合胆红素增多，尿中胆红素阳性
E. 血中结合胆红素增多，尿中胆红素试验阴性

3. 肝功能损伤对蛋白质合成影响较少的是

A. 白蛋白　B. 纤维蛋白原　C. 凝血酶原
D. 免疫球蛋白　E. 急性时相蛋白

笔记

4．关于肾小管性蛋白尿和肾小球性蛋白尿的描述正确的是

A．肾小管性蛋白尿β_2M升高

B．肾小球性蛋白尿仅β_2M升高

C．肾小管性蛋白尿以白蛋白升高为主

D．肾小球性蛋白尿β_2M及白蛋白均升高

E．肾小球性蛋白尿β_2M及白蛋白均不升高

5．下列指标中可对微小心肌损伤作出诊断的是

A．cTnT　B．CK　C．GPT　D．LDH　E．GOT

B型题

（6～8题共用选项）

A．肾小球滤过功能检查　B．肾小球滤膜屏障功能检查　C．肾小管重吸收功能检查

D．肾小管排泌功能检查　E．肾小管水、电解质调节功能检查

6．尿白蛋白可用于

7．尿比密与尿渗量测定用于

8．尿β_2微球蛋白用于

X型题

9．下列有关糖化血红蛋白检测意义的说法中，正确的是

A．评价糖尿病控制程度　B．评价胰岛β细胞分泌功能　C．筛查糖尿病

D．预测血管并发症　E．鉴别高血糖

10．下列有关apoB的说法中，正确的是

A．是LDL中含量最多的蛋白质　B．其作用成分是apoB-100　C．可直接反映HDL水平

D．与冠心病发病率呈正相关　E．可用于评价降脂治疗效果

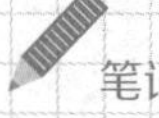
笔记

11．下列有关AMI患者CK变化的说法中，正确的是

A．发病3～8小时即明显升高

B．峰值在10～36小时

C．3～4天恢复正常

D．发病8小时内CK不升高可排除AMI

E．病程中CK再次升高提示再梗死

【问答题】

1．急性肾小球肾炎时，可选择哪些试验以判定肾功能？

2．简述反映心肌缺血损伤的检测指标及临床意义。

参考答案

【填空题】

1．谷丙转氨酶（GPT）

2．Wilson病

3．β_2M；视黄醇结合蛋白

4．≥7.0mmol/L；≥11.1mmol/L

5．心肌肌钙蛋白

【判断题】

1．× 血β_2M和α_1M升高能较灵敏地反映肾小球滤过功能受损，尿β_2M和α_1M升高能较灵敏地反映近端肾小管重吸收功能受损。

2．× PT是指在待检血浆中加入Ca^{2+}和组织因子，观测到的血浆凝固所需要的时间。PT是反映肝脏合成功能、储备功能、病变严重程度及预后的重要的指标。PT延长提示肝合成功能受损，预后不佳。

3．√

笔记

4. × 原发性甲状腺功能亢进症患者TT_3、TT_4升高，TSH下降。

5. × HDL能防止动脉粥样硬化，具有保护心脏的作用。

【名词解释】

1. 内生肌酐清除率　指肾脏在单位时间内（分钟）将体内生成的肌酐从一定量血浆中全部清除并由尿排出时被处理的血浆量（ml）。

2. 胰岛素释放试验　糖尿病时，由于胰岛β细胞功能障碍和胰岛素生物学效应不足（胰岛素抵抗），而出现血糖升高和胰岛素降低的分离现象。在进行OGTT的同时，分别于空腹和口服葡萄糖后0.5小时、1小时、2小时、3小时检测血清胰岛素浓度的变化，称为胰岛素释放试验。

【选择题】

A型题　1. C　2. D　3. D　4. A　5. A

B型题　6. B　7. E　8. C

X型题　9. ACDE　10. ABDE　11. ABCE

【问答题】

1. 答案如下：急性肾小球肾炎是以血尿、蛋白尿、高血压、水肿、肾小球滤过率降低为主要表现，并可有一过性氮质血症的肾小球疾病。用以判定肾功能的实验室检查如下。①尿液检查：尿量减少，尿液渗透压＞350mOsm/（kg·H_2O），血尿为急性肾炎的重要表现，可见肉眼血尿或镜下血尿，尿蛋白定量通常为1～3g/24h，多属肾小球性蛋白尿。②血液检查：血浆白蛋白轻度降低，因水、钠潴留，血容量增加，血液稀释所致，尿钠减少，一般可有轻度高血钾。③肾功能检查：急性期肾小球滤过功能一过性受损，肾血流量多数正常，Cr降低。

2. 答案见表12-5。

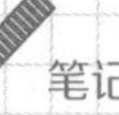

笔记

第13周　临床常用免疫学检测及病原体检测

一、考研真题解析

1.（2016年A型题）抗可提取的核抗原（ENA）抗体谱中不包括的抗体是

A．抗核糖核蛋白（RNP）抗体

B．抗干燥综合征B［SSB（La）］抗体（又称抗La抗体）

C．抗双链脱氧核糖核酸（dsDNA）抗体

D．抗酸性核蛋白（Sm）抗体

【答案与解析】1．C。抗ENA抗体谱包括：抗Sm抗体、抗RNP抗体、抗干燥综合征A［SSA（Ro）］抗体、抗SSB（La）抗体和抗核糖体（rRNP）抗体。抗dsDNA抗体和抗ENA抗体都属于抗核抗体谱，故本题选C。

2.（2017年A型题）医院获得性肺炎最常见的致病菌是

A．革兰阳性杆菌　B．革兰阴性杆菌　C．革兰阳性球菌　D．革兰阴性球菌

【答案与解析】2．B。医院获得性感染以革兰阴性杆菌为主，如肺炎克雷伯菌、鲍曼不动杆菌、大肠埃希菌、铜绿假单胞菌等，故本题选B。

3.（2017年A型题）女性，26岁，妊娠30周。3天来腰痛伴尿频、尿痛，2天来发热，体温最高达38.6℃。既往体健。尿蛋白（＋），尿沉渣镜检RBC 5～10个/高倍视野，

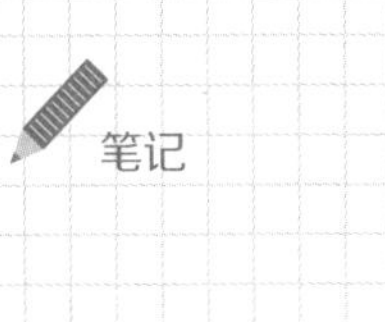

WBC 20～25个/高倍视野，偶见白细胞管型。若做清洁后中段尿细菌培养，最可能的结果是

A．未见细菌生长　B．大肠埃希菌　C．粪肠球菌　D．结核分枝杆菌

【答案与解析】3．B。革兰阴性杆菌为尿路感染最常见致病菌，其中以大肠埃希菌最为常见，约占全部尿路感染的85%。故本题选B。

4.（2017年A型题）结肠癌患者血清癌胚抗原（CEA）检测的临床意义，下列描述不正确的是

A．CEA阳性率与结肠癌分期有关

B．术后CEA未明显降低说明可能有肿瘤残留

C．术后CEA持续升高提示肿瘤复发

D．术前CEA指标正常是缩小切除范围的依据

【答案与解析】4．D。CEA缺乏对早期结直肠癌有诊断价值，且仅有45%的患者升高，所以CEA主要用于预测结直肠癌的预后和监测复发。故本题选D。

5.（2018年A型题）因受者体内存在针对供者特异性抗原的预存抗体所引起的排斥反应是

A．超急性排斥反应B．加速性排斥反应　C．急性排斥反应　D．慢性排斥反应

【答案与解析】5．A。超急性排斥反应通常由于受体预先存在抗供体抗原的抗体（如ABO血型不符或妊娠输血和曾有器官移植而致敏），故本题选A。加速性排斥反应是体液免疫的排斥反应，有免疫球蛋白、补体和纤维蛋白沉积。急性排斥反应以细胞免疫反应起主要作用，也可有体液免疫因素参与。慢性排斥反应多由急性排斥反应延续发

笔记

展而来。

6.（2019年A型题）下列关于类风湿关节炎（RA）患者实验室检查临床意义的叙述，正确的是

A．类风湿因子（RF）阴性可排除RA诊断

B．RF对诊断RA的特异性明显高于抗环瓜氨酸肽（CCP）抗体

C．抗CCP抗体有助于RA早期诊断

D．抗CCP抗体对RA诊断的敏感性高，特异性低

【答案与解析】6．C。RA患者在常规临床工作中主要检测免疫球蛋白M（IgM）型RF，它见于75%～80%的患者血清，其滴度一般与本病的活动性和严重性成比例，但RF并非RA的特异性抗体，故RF阴性不能排除RA诊断。抗CCP抗体对RA的敏感性和特异性均很高，亦可在早期出现，与疾病预后相关。故本题选C。

7.（2020年A型题）女性，30岁。1个月来无明显原因出现口、眼干燥，半个月来出现四肢关节疼痛。以双侧肘、膝关节明显，一直未诊治。近几天进固体食物时常须用水冲服，无多饮、多尿，大便正常。既往体健。查体：T 36.8℃，BP 120/80mmHg，舌面干，口腔异味大，心、肺、腹部检查未见异常，双侧肘、膝关节稍肿胀，轻压痛，下肢不肿。血液检查：Hb 94g/L，RBC 3.1×10^{12}/L，WBC 3.5×10^{9}/L，PLT 126×10^{9}L。最有诊断价值的实验室检查是

A．血清抗Sm抗体　　B．空腹血　　C．血清RF

D．血清抗干燥综合征A（SSA）、抗干燥综合征B（SSB）抗体

【答案与解析】7．D。该患者为年轻女性，1个月来口干、眼干、四肢关节疼痛，

近几天来进固体食物需要用水冲服，无多饮多尿，舌面干。口腔异味大，考虑为干燥综合征。干燥综合征患者血清抗SSA抗体、抗SSB抗体阳性率分别为70%和40%，对该病有诊断意义，故本题选D。

笔记

二、知识点总结

本周知识点考点频率统计见表13-1。

表13-1　临床常用免疫学检测及病原体检测考点频率统计表（2012—2022年）

年　份	临床免疫学检测						临床病原体检测				
	体液免疫	细胞免疫	肿瘤标志物	自身抗体	感染免疫	移植免疫	病原体耐药性	临床感染常见病原体	病毒性肝炎	性传播疾病病原体	医院感染常见病原体
2022											
2021											
2020				√							
2019				√							
2018						√					
2017			√					√			
2016				√							
2015											

笔记

续 表

年份	临床免疫学检测						临床病原体检测				
	体液免疫	细胞免疫	肿瘤标志物	自身抗体	感染免疫	移植免疫	病原体耐药性	临床感染常见病原体	病毒性肝炎	性传播疾病病原体	医院感染常见病原体
2014											
2013											
2012											

（一）临床免疫学检测

1. 体液免疫检测

（1）免疫球蛋白检测：分类及临床意义如下。①IgG升高常见于慢性感染等，IgG缺乏易发生化脓性感染。②IgA参与黏膜局部免疫，IgA缺乏易发生反复呼吸道感染。③IgM升高常见于病原体引发的原发性感染，IgM缺乏易发生革兰阴性细菌败血症。④IgE升高常见于变态反应性疾病等。⑤M蛋白为单克隆免疫球蛋白，多无免疫活性，检测到M蛋白提示单克隆免疫球蛋白增殖病，如多发性骨髓瘤、巨球蛋白血症、恶性淋巴瘤、重链病、轻链病等。

（2）补体检测：①血清补体总活性的测定常可用于自身免疫性疾病的诊断，也可作为某些疾病活动期的参考指标。②补体C3检测：病理性升高见于急性时相反应（如炎症、传染病早期、肿瘤等），降低见于消耗过多（如系统性红斑狼疮）、合成减少（如肝脏疾病）。③补体C4检测：病理性增高见于风湿热急性期、皮肌炎、心肌梗死、关节炎

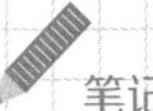
笔记

等，降低见于慢性肝炎、多发性硬化症、系统性红斑狼疮、类风湿关节炎等。

2. 细胞免疫检测

（1）T细胞亚群检测：分类及其表面标志如下。①辅助性T细胞：表面标志是$CD3^+$、$CD4^+$、$CD8^-$。②细胞毒性T细胞：表面标志是$CD3^+$、$CD4^-$、$CD8^+$。③调节性T细胞：主要包括两个亚群，一种是$CD4^+$、$CD25^+$调节性T细胞，另一种为$CD8^+$调节性T细胞。

（2）B细胞分化抗原检测：应用CD19、CD20和CD22等单克隆抗体检测细胞阳性百分率。

（3）NK细胞表面标志检测。

（4）细胞因子检测：白细胞介素、肿瘤坏死因子、干扰素、集落刺激因子、红细胞生成素等。

3. 肿瘤标志物检测 见表13-2。

表13-2 临床常见肿瘤标志物及临床意义

肿瘤标志物	临床意义
甲胎蛋白（AFP）	升高见于原发性肝癌、病毒性肝炎与肝硬化、生殖系统肿瘤和胚胎性肿瘤如睾丸癌、畸胎瘤等
癌胚抗原（CEA）	升高见于结肠癌、直肠癌、胰腺癌、肺癌、乳腺癌、胃癌及转移性肝癌等
癌抗原15-3（CA15-3）	升高见于乳腺癌等，但早期阳性率较低，转移性乳腺癌阳性率可达80%
癌抗原125（CA125）	升高见于卵巢癌等，是观察疗效、判断有无复发的良好指标

笔记

续 表

肿瘤标志物	临床意义
癌抗原19-9（CA19-9）	升高见于胰腺癌、胆囊癌、胆管壶腹部癌等
前列腺特异性抗原（PSA）	升高见于前列腺癌、前列腺增生、前列腺炎和泌尿生殖系统的疾病
神经元特异性烯醇化酶（NSE）	小细胞肺癌（SCLC）患者NSE水平明显高于非小细胞肺癌（NSCLC），神经母细胞瘤、神经内分泌肿瘤也可升高
a-*L*-岩藻糖苷酶（AFU）	升高见于原发性肝癌，小肝癌患者明显升高，AFU活性与AFP浓度联合检测有较好的互补作用
降钙素（CT）	升高见于甲状腺髓样癌

4. 自身抗体检测

（1）类风湿因子（RF）的检测：高效价RF阳性支持对早期RA的诊断，RF的效价与患者的临床表现呈正相关。

（2）可提取性核抗原（ENA）抗体谱：主要包括抗Sm抗体、抗SSA抗体、抗SSB抗体、抗硬皮病70（Scl-70）抗体、抗Jo-1抗体、RNP等。①抗Sm抗体诊断SLE特异性99%，且反映活动度。②抗SSA抗体、抗SSB抗体可用于诊断干燥综合征（SS）。

（3）抗双链脱氧核糖核酸（dsDNA）抗体：在SLE诊断中特异性强。

（4）抗中性粒细胞胞质抗体（ANCA）：是原发性小血管炎的特异性血清标志物。

（5）抗心磷脂抗体（ACA）：阳性或持续升高与患者的动静脉血栓形成、血小板减少、反复自发性流产及神经系统损伤为特征的多系统受累的抗磷脂综合征（APS）密切

相关。

（6）抗环瓜氨酸肽（CCP）抗体：在约75%的RA患者中出现，且具有很高的特异性（93%～98%），有助于RA的早期诊断，是RA分类诊断标准之一，与疾病预后相关。

（7）抗甲状腺抗体：桥本甲状腺炎患者常可出现抗甲状腺球蛋白抗体及抗甲状腺微粒体抗体阳性。

5. 感染免疫检测

（1）细菌感染免疫检测：常见感染及相应检测方法如下。①链球菌感染：最常用的免疫学实验室检查是抗链球菌溶血素“O”（ASO）检测。②伤寒沙门菌感染：实验室诊断主要依赖于肥达反应，抗体效价≥1∶80或双份血清效价呈4倍以上增长为阳性。③结核分枝杆菌感染：抗体阳性提示感染，DNA检测特异性更强、灵敏度更高，结核感染T细胞检查（T-SPOT）敏感性和特异性好，不受卡介苗接种及机体免疫状态影响。

（2）病毒感染免疫检测：TORCH检查（对弓形虫、风疹病毒、巨细胞病毒、单纯疱疹病毒Ⅰ型和Ⅱ型两型的病原进行抗体检测）、乙肝六项检查。

（3）真菌及寄生虫感染免疫检测。

6. 移植免疫检测

（1）宿主抗移植物反应：根据排斥反应发生的速度可分为如下3种类型。①超急性排斥反应：在移植后的数分钟至1～2天内发生的不可逆转的体液免疫排斥反应，常见于ABO等血型不符、多次妊娠、反复输血或接受过器官移植者。②急性排斥反应：发

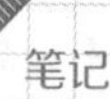
笔记

生于移植后数周至数月内，是排斥反应最常见的类型，患者多有发热、移植部位胀痛和移植器官功能减退等临床表现。③慢性排斥反应：发生于移植后数月甚至数年，病程进展缓慢，与迟发型超敏反应有一定关系。

（2）移植物抗宿主反应：供者骨髓中的免疫细胞以受者细胞为抗原产生免疫应答，引起移植物抗宿主反应（GVHR）。

（3）移植前免疫检测：包括ABO及Rh血型配型、HLA配型、淋巴细胞毒交叉配合试验、群体性抗体检测等。

（4）移植后免疫检测：包括外周血T淋巴细胞及其亚群监测、细胞因子监测等。

（二）临床病原学体检测

1. 病原体耐药性检测

（1）常见耐药病原体：革兰阴性菌主要是铜绿假单胞菌、大肠埃希菌、克雷伯菌和肠杆菌属细菌等；革兰阳性菌以金黄色葡萄球菌、凝固酶阴性葡萄球菌和肠球菌为主。

（2）常见病原体耐药性检测方法：药物敏感试验、耐药菌监测试验、病原体耐药基因的检测。

（3）临床感染常见病原体检测：细菌、病毒、真菌。

2. 病毒性肝炎检测 病毒标记物及临床意义见表13-3。

笔记

表13-3　不同类型肝炎病毒的血清标记物及临床意义

类　型	血清标记物	临床意义
甲型肝炎病毒（HAV）	抗-HAV IgM	现症感染
	抗-HAV IgG	既往感染，疫苗接种（保护性抗体）
乙型肝炎病毒（HBV）	乙型肝炎表面抗原（HBsAg）	现症感染（急性/慢性）
	乙型肝炎表面抗体（抗-HBs）	既往感染，疫苗接种（保护性抗体）
	乙型肝炎核心抗体IgM（抗-HBc IgM）	活动性复制（有传染性）
	乙型肝炎核心抗体IgG（抗-HBc IgG）	低滴度既往感染，高滴度提示复制
	乙型肝炎e抗原（HBeAg）	活动性复制（传染性大）
	乙型肝炎e抗体（抗-HBe）	复制减少（持续阳性提示“整合”）
	HBV DNA	活动性复制［有丹氏（Dane）颗粒，传染性大］
丙型肝炎病毒（HCV）	抗-HCV	现症感染或既往感染
	HCV RNA	活动性复制（传染性标记）
丁型肝炎病毒（HDV）	抗-HDV IgM/IgG	似抗-HBc IgM/IgG
戊型肝炎病毒（HEV）	抗-HEV IgM	现症感染
	抗-HEV IgG	现症感染或近期感染

3. 性传播疾病（STD）病原体检测

（1）获得性免疫缺陷综合征（AIDS）：简称艾滋病，人类免疫缺陷病毒（HIV）通过结合细胞表面的CD4蛋白受体进入易感细胞，继而破坏部分免疫系统。最常见检查方

笔记

法包括抗HIV-1和抗HIV-2检测、p24抗原检测、HIV核酸检测等。

（2）梅毒：是由梅毒螺旋体引起的疾病，常见实验室检查包括梅毒血清学试验及基因诊断技术等。

（3）淋病：由淋病奈瑟球菌引起的泌尿生殖系统的急性或慢性化脓性感染，常见实验室检查包括涂片检查、分离培养淋病奈瑟球菌、聚合酶链反应（PCR）检测淋病奈瑟球菌DNA等。

4. 医院感染常见病原体检测

（1）下呼吸道感染：以革兰阴性杆菌多见，为我国最常见的医院感染类型。

（2）尿路感染：住院期间有尿路器械操作史的患者，常由于保留导尿系统造成导管外上行感染，常以大肠埃希菌、变形杆菌和肠球菌为主。

（3）手术切口感染：清洁伤口感染大部分为外源性感染，医务人员的手接触传播起了十分重要的作用。

（4）胃肠道感染：主要见于使用广谱抗菌药所致肠炎。

（5）血液感染：主要为菌血症、败血症，可由静脉内输液、血液透析等引起，也可源于外科手术、下呼吸道感染或皮肤感染。

（6）皮肤和软组织感染：由金黄色葡萄球菌、溶血性链球菌等引起的蜂窝织炎、压疮和烧伤感染等。

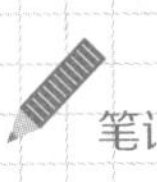

笔记

拓展练习及参考答案

拓展练习

【填空题】

1. 人体含量最多的免疫球蛋白是（ ）。
2. 乙肝六项测定包括的项目有（ ）、（ ）、（ ）、（ ）、（ ）和（ ）。
3. 临床上常见的移植排斥反应类型有（ ）、（ ）、（ ）和（ ）。
4. 临床上诊断链球菌感染最常用的免疫学实验室检查是（ ）。

【判断题】

1. 病理情况下，血液中癌抗原125（CA125）含量升高主要见于乳腺癌。
2. 血液中抗核抗体浓度升高常可以辅助诊断类风湿关节炎。
3. 临床上甲型肝炎病毒检测包括抗原检测、抗体检测、HAV-RNA检测等。
4. 尿路感染常以金黄色葡萄球菌感染引起。

【名词解释】

1. M蛋白
2. TORCH试验

【选择题】

A型题

1. 下列哪项肿瘤标志物对肿瘤的诊断有器官特异性

A. CEA B. CA50 C. PSA D. 组织多肽抗原（TPA） E. CA125

2. 诊断原发性肝癌应选择下列哪组肿瘤标志物进行联合检测

笔记

A．AFP＋CEA

B．AFP＋CEA＋CA 19-9

C．CEA＋CA 125＋鳞癌相关抗原（SCC）

D．PSA＋fPSA

E．AFP＋α-*L*-岩藻糖苷酶（AFU）

3．系统性红斑狼疮特异性标志的自身抗体是

A．抗Sm抗体和抗dsDNA抗体

B．抗dsDNA抗体和抗核抗体（ANA）

C．抗单链脱氧核糖核酸（ssDNA）抗体和ANA

D．抗ssDNA抗体和抗dsDNA抗体

E．抗rRNP抗体和ANA

4．参与超急排斥反应的抗原主要是

A．ABO血型抗原　　B．组织特异性抗原　　C．SK抗原

D．种属特异性糖蛋白抗原　　E．血管内皮细胞抗原

5．男性，45岁。因腹胀、食欲缺乏3个月，右上腹疼痛加剧1周入院。查体：颈部有3个蜘蛛痣，肝肋下4cm，质硬，移动性浊音阳性。抽出淡红色腹水，腹水乳酸脱氢酶620U/L。为明确诊断，应合理选择下列哪项进行检测

A．血清透明质酸酶　　B．结核分枝杆菌抗体　　C．CEA＋PSA

D．血清IgG定量　　E．AFP＋AFU

6．细菌感染最重要的确诊方法是

A．直接涂片镜检　　B．细菌培养　　C．抗原检测与分析

D．抗体检测　　E．检测细菌遗传物质

笔记

B型题

（7 ～ 10题共用选项）

A．IgM　B．IgG　C．分泌型免疫球蛋白A（SIgA）　D．IgD　E．IgE

7．巨球蛋白为

8．抗原刺激后最先出现的免疫球蛋白是

9．存在于分泌液中的免疫球蛋白是

10．与速发型变态反应有关的免疫球蛋白是

X型题

11．关于肿瘤标志物，下列说法不正确的是

A．目前主要用于肿瘤的诊断

B．目前主要用于肿瘤患者监测疗效和复发、判断预后

C．在同一种肿瘤中不能同时出现两种及两种以上肿瘤标志物阳性

D．不同的肿瘤中，血清浓度升高的肿瘤标志物一定不同

E．肿瘤标志物血清浓度升高一般与影像学检查异常同时出现

【问答题】

简述病毒性肝炎常见血清标记物的临床意义。

参考答案

【填空题】

1．IgG

2．HBsAg；抗-HBs；HBeAg；抗-HBe；抗-HBc；HBcAg

3．超急性排斥反应；急性排斥反应；慢性排斥反应；移植物抗宿主反应

笔记

4．抗链球菌溶血素“O”（ASO）检测

【判断题】

1．× 病理情况下，血液中癌抗原125（CA125）含量升高主要见于卵巢癌。

2．× 血液中类风湿因子浓度升高常可以辅助诊断类风湿关节炎。

3．√

4．× 引起尿路感染的细菌常以大肠埃希菌、变形杆菌和肠球菌为主。

【名词解释】

1．M蛋白 是一种单克隆B细胞增殖产生的具有相同结构和电泳迁移率的免疫球蛋白分子及其分子片段。此类异常增多的免疫球蛋白多无免疫活性，由它所致的疾病称为免疫增殖病，如多发性骨髓瘤、巨球蛋白血症、恶性淋巴瘤、重链病、轻链病等。

2．TORCH试验 为妇产科产前的常规检查项目。TORCH包括弓形体、风疹病毒、巨细胞病毒、单纯疱疹病毒Ⅰ型和Ⅱ型两型的病原抗体检测。

【选择题】

A型题 1．C 2．E 3．A 4．A 5．E 6．B

B型题 7．A 8．A 9．C 10．E

X型题 11．ACDE

【问答题】

答案见表13-4。

第四篇

辅助检查

第14周　心　电　图

一、考研真题解析

（1、2题共用选项）（2012年B型题）

A．房室分离　　B．房室传导阻滞　　C．窦房传导阻滞　　D．室性逸搏心律

1．心电图示P波及QRS波群时限形态正常，PP及RR各自成规律，P波与QRS波群无关，P波频率54次/分，QRS波群频率62次/分，诊断为

2．心电图示P波形态时限正常，下传的PR间期正常。部分P波后无QRS波群，出现一长间隙，长间隙时间与窦性PP间距成整倍数关系，应诊断为

【答案与解析】1．A。房室分离属于冲动传导异常，是指心房和心室出现两个冲动点，分别受各自冲动点的控制。因此心房产生的P波与心室产生的QRS波群无关。房室分离存在于干扰性房室脱节和三度房室传导阻滞，前者属于生理性，心室率常＞60次/分，P波个数少于QRS波群，后者心室率常＜60次/分，P波快于QRS波群。故第1题选A。2．C。二度窦房传导阻滞分为两型。二度Ⅰ型窦房传导阻滞，表现为PP

笔记

笔记

间期进行性缩短，直至出现一次长PP间期，该长PP间期短于基本PP间期的两倍；二度Ⅱ型窦房传导阻滞时，长PP间期为基本PP间期的整倍数。故第2题选C。

（3、4题共用选项）（2018年B型题）

A．窦性心动过速　　B．阵发性室上性心动过速

C．心房扑动　　D．心房颤动

3．请判读下列心电图并作出诊断

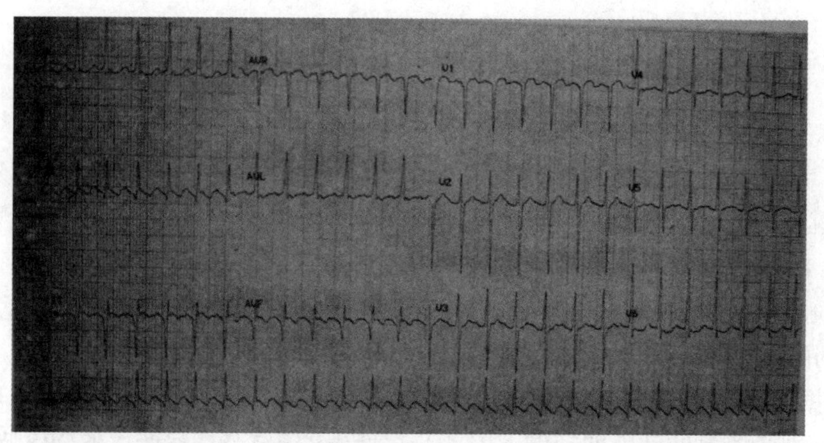

笔记

4．请判读下列心电图并作出诊断

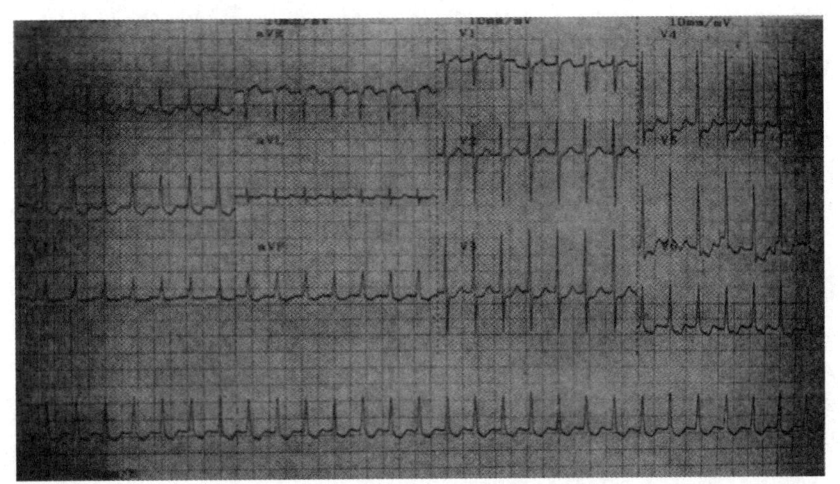

【答案与解析】3. C。心房活动呈现规律的锯齿状扑动波，心房率在250～300次/分，心室率较规则，QRS波群形态正常故考虑为心房扑动，选C。4．B。心率在150～250次/分，节律规则，未见明显P波，说明P波重叠于QRS波群内，故考虑为室上性心动过速，选B。

（5～7题共用题干）（2019年A型题）

男性，72岁。有高血压病史10年，长期服用降压药物，平日血压控制在（130～145）/（70～80）mmHg，日常活动正常。2个月来无诱因出现发作性心悸，持

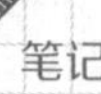
笔记

续3～8小时可自行缓解。1小时前症状再次发作，心电图提示心房颤动。

5．该患者心电图的特征不正确的是

A．P波消失　B．QRS波群时限正常

C．RR间期不等　D．可见规律f波

6．该患者心脏检查可能出现的体征是

A．心律完全不整　B．心界向两侧扩大

C．心尖部第一心音亢进　D．心尖部可闻及第四心音

7．目前该患者最容易出现的并发症是

A．心力衰竭　B．肺栓塞　C．脑栓塞　D．猝死

【答案与解析】5．D。心房颤动心电图特征包括：①P波消失，代之以大小不等、形状各异的颤动波（f波），形态和振幅均变化不定，频率为350～600次/分。②心室律极不规则。③QRS波群形态通常正常，当心室率过快，发生室内差异性传导时，QRS波群增宽变形。故第5题选D。6．A。心房颤动患者心脏听诊第一心音强度变化不定，心律极不规则，并伴有脉搏短绌，故第6题选A。心界向两侧扩大多见于扩张型心肌病，心尖部第一心音亢进是器质性二尖瓣狭窄的特点。7. C。心房颤动并发血栓栓塞的危险性甚大，尤以脑栓塞危害最大，常可危及生命并严重影响患者的生存质量。故第7题选C。

8.（2021年X型题）预激综合征的心电图表现是

A．PR间期＜0.12秒　B．QRS波群初始段粗钝

C．QT间期延长　D．T波与QRS波群的主波方向相反

【答案与解析】 8．ABCD。房室旁路典型预激综合征的心电图特点：PR间期<0.12秒；在某些导联QRS波群起始部分粗钝（称δ波）、终末正常；T波呈继发性改变，与QRS波群的主波方向相反；由于QRS波群增宽，δ波粗钝，导致QT间期延长。故本题选ABCD。

二、知识点总结

本周知识点考点频率统计见表14-1。

表14-1 心电图检查考点频率统计表（2012—2022年）

年 份	正常心电图	心房肥大和心室肥厚	心肌缺血与ST-T改变	心肌梗死	心律失常	电解质紊乱和药物影响
2022						
2021					√	
2020						
2019					√	
2018					√	
2017						
2016						
2015						
2014						
2013						
2012					√	

笔记

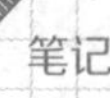
笔记

（一）心电图基础知识

1. 心电图导联系统

（1）肢导联：①标准肢导联为Ⅰ、Ⅱ、Ⅲ。②加压肢导联为aVR、aVL、aVF。

（2）胸导联：V_1（胸骨右缘第4肋间）、V_2（胸骨左缘第4肋间）、V_3（V_2与V_4连线中点）、V_4（左锁骨中线与第5肋间交点）、V_5（左腋前线与V_4同一水平处）、V_6（左腋中线与V_4同一水平处）。

2. 心电图的测量 心电图记录纸由纵线和横线划分成各为$1mm^2$的小方格，当走纸速度为25mm/s时，每两条纵线间（1mm）表示0.04秒，当标准电压1mV＝10mm时，两条横线间（1mm）表示0.1mV。

3. 心率的计算

（1）心律规整时：心率＝60/RR间期（或PP间期）的秒数。

（2）心律不规整时：心率＝6秒的心搏数×10。

4. 平均心电轴偏转判断 见表14-2。

表14-2 平均心电轴偏转判断方法

相应导联主波方向	电轴正常	电轴正常	电轴左偏	电轴右偏	电轴极左或极右偏
Ⅰ导联	↑	↑	↑	↓	↓
aVF导联	↑	↓	↓	↑	↓
Ⅱ导联	—	↑	↓	—	—

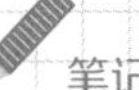

笔记

5. **心脏循长轴转位** 自心尖部向心底部观察，R/S大致相等出现在以下三种情况。

（1）正常：V_3或V_4导联。

（2）顺钟向转位：V_5或V_6导联。

（3）逆钟向转位：V_1或V_2导联。

（二）心电图各波段及常见异常的临床意义

心电图各波段及常见异常的临床意义见表14-3。

表14-3 心电图各波段及常见异常的临床意义

波　段	心电活动	正常情况	常见异常的临床意义
P波	心房除极	方向为Ⅰ、Ⅱ、aVF、V_4～V_6导联向上，aVR导联向下时间＜0.11秒电压＜0.25mV（肢体导联）、0.15mV（胸导联）	方向异常：提示非窦性心律 增宽或呈双峰：左心房增大（二尖瓣狭窄） 增高：右心房增大（肺源性心脏病）
PR间期	心房开始除极到心室开始除极	0.12～0.20秒	缩短、QRS波起始顿挫：预激综合征
QRS波群	心室除极	时间＜0.11秒	增宽：室内传导阻滞
ST段	心室缓慢复极	任何导联下移≤0.05mV；V_1、V_2上移≤0.3mV，V_3上移≤0.5mV，V_4～V_6上移≤0.1mV	下移：心肌缺血 上移：透壁性心肌梗死、心包炎等

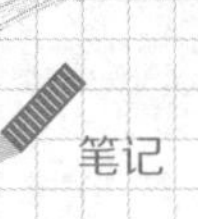

笔记

续 表

波　段	心电活动	正常情况	常见异常的临床意义
T波	心室快速复极	振幅≥同导联R波的1/10 振幅≤0.5mV（肢体导联），振幅≤1.0mV（胸导联）	基底窄、高尖、对称（帐篷样）：高钾血症 基底宽、不对称：心肌梗死超急性期
QT间期	心室除极＋复极	校正QT间期（QTc）≤0.44秒	QT间期延长：警惕尖端扭转型室性心动过速
U波	暂不明确	振幅≤同导联T波的1/2	增高：低钾血症

（三）常见异常心电图的特点

1. 心房肥大与心室肥厚

（1）右心房肥大：P波高尖，电压≥0.25mV，以Ⅱ、Ⅲ、aVF导联明显。多见于肺源性心脏病、肺动脉高压，故又称肺型P波。

（2）左心房肥大：双峰型P波，P波时间≥0.12秒，峰距≥0.04秒，以Ⅰ、Ⅱ、aVF、V_1导联改变最明显。最多见于二尖瓣狭窄，故双峰P又称“二尖瓣型P波”。

（3）双侧心房肥大：①P波增宽≥0.12秒，其振幅≥0.25mV。②V_1导联P波高大双相，上下振幅均超过正常值。

（4）左心室肥厚：①$R_{V5}>2.5mV$，$R_{V5}+S_{V1}>3.5mV$（女）或>4.0mV（男），$R_{Ⅰ}>1.5mV$，$R_{aVL}>1.2mV$，$R_{aVF}>2.0mV$，$R_{Ⅰ}+S_{Ⅲ}>2.5mV$。②QRS时限略增宽，达0.10～0.11秒。③电轴左偏，ST-T改变。

（5）右心室肥厚：①V_1导联R/S≥1，V_5导联R/S≤1或S波加深，aVR导联以R波为

笔记

主。②$R_{V1}+S_{V5}>1.05mV$（重症$>1.20mV$），$R_{avR}\geq 0.5mV$。③心电轴右偏，ST-T改变。

2. 心肌梗死

（1）定性：可根据缺血、损伤及坏死情况判断。①缺血：心内膜下缺血为高耸T波；心外膜下缺血为冠状T波（T波倒置，两肢对称，波谷尖锐呈V形）。②损伤：面向损伤导联ST段呈弓背向上型抬高，甚至形成单相曲线；背向导联ST段对应性压低。③坏死：面向坏死区的导联出现病理性Q波（时限≥0.03秒，振幅≥1/4R）。

（2）定期：根据心电图图形演变过程和时间可分为如下四期。①超急性期（数小时内）：高耸T波＋ST段抬高。②急性期（数小时至数周）：ST弓背向上单向曲线＋病理性Q波＋冠状T波。③亚急性期（数周至数月）：ST-T改变渐恢复正常＋病理性Q波。④陈旧期：病理性Q波。

（3）定位：据病理性Q波出现导联判断。①广泛前壁：$V_1\sim V_5$。②前间壁：$V_1\sim V_3$。③前壁：V_3、V_4（V_5）。④侧壁：V_5、V_6、aVL、Ⅰ（仅前侧壁时V_5、V_6；仅高侧壁时aVL、Ⅰ）。⑤下壁：aVF、Ⅱ、Ⅲ。⑥正后壁：$V_7\sim V_9$。

3. 心律失常

（1）窦性心律及窦性心律失常：窦性心律为起源于窦房结的心律，P波规律出现，方向Ⅰ、Ⅱ、aVF、$V_4\sim V_6$导联向上，aVR导联向下。常见窦性心律失常类型如下。①窦性心动过速/过缓。②窦性心律不齐：同一导联两次心搏时间差＞0.12秒。③窦性停搏：规则的PP间距中突然出现P波脱落，形成长PP间距，且长PP间距与正常PP间距不呈倍数关系。④病态窦房结综合征：可表现为持续窦性心动过缓、窦性停搏、慢-快综合征、房室传导障碍等。

笔记

（2）期前收缩：根据发生部位可分为以下三种。①室性期前收缩：无相关P波＋QRS波群宽大畸形（时间＞0.12秒）＋完全性代偿间歇（期前收缩前后两个窦性P波间距等于正常PP间距的2倍）。②房性期前收缩：异位P′波＋P′R间期＞0.12秒＋不完全性代偿间歇（期前收缩前后两个窦性P波间距小于正常PP间距的2倍）。③交界性期前收缩：逆行P′波＋P′R间期＜0.12秒或RP′间期＜0.20秒＋完全性代偿间歇。

（3）异位心动过速：①阵发性室上性心动过速：心率160～250次/分，节律规则，QRS波群一般正常。②室性心动过速：心率140～200次/分，节律可稍不齐，QRS波群宽大畸形（时限＞0.12秒），可有窦性P波，与QRS波群无关，PP间隔＞RR间隔。

（4）扑动与颤动：心房与心室均可存在扑动与颤动。①心房扑动：P波消失代之以锯齿状扑动波F波（形态、振幅、间隔规整，频率240～350次/分），QRS波群正常，心室率可规则或不规则。②心房颤动：P波消失，代之以颤动波f波（形态大小不一，350～600次/分），QRS波群形态多正常（伴室内差异性传导时宽大畸形），RR绝对不等。③心室扑动：无法辨认QRS-T波，代之以连续、快速、规则的大振幅波，频率200～250次/分，常转为心室颤动。④心室颤动：无法辨认QRS-T波，代之以大小形态各异、极不规则的低小波，200～500次/分。

（5）传导异常：可分为窦房传导阻滞和房室传导阻滞。①窦房传导阻滞：一度不能观察到，三度难与窦性停搏鉴别，二度Ⅰ型表现为PP间期进行性缩短直至出现一次长PP间期，该长PP间期短于基本PP间期的两倍，二度Ⅱ型表现为规则的PP间期中突然出现一个长间歇，该长PP间期为基本PP间期的整数倍。②房室传导阻滞：一度仅PR间期＞0.20秒，二度Ⅰ型P波规律出现，PR间期逐渐延长直到一个QRS波群脱漏，二度Ⅱ型P波规律出现，PR间期恒定突然出现一个QRS波群脱漏，三度P波与QRS波群无固定关系，PP＜RR。

（6）预激综合征：经典型预激综合征的心电图表现为PR间期＜0.12秒，QRS波群起始部有预激波（δ波），QRS波群增宽＞0.11秒，继发性ST-T改变。

4. 药物对心电图的影响 洋地黄效应心电图表现为ST段下斜性压低（下移），与倒置或负正双向的T波形成“鱼钩样”改变，洋地黄中毒时出现各种严重的心律失常。

（四）心电图读图顺序

1. 找P波

（1）有P波：①窦性。②非窦性，表现为房性（PR间期＞0.12秒）或交界性（PR间期＜0.12秒）。

（2）无P波：锯齿样基线（心房扑动）、小波浪或无（心房颤动）。

2. 看PR间期时长

（1）PR间期＜0.12秒且QRS波群起始部增宽：预激综合征。

（2）PR间期0.12～0.20秒：正常或二度Ⅱ型房室传导阻滞（规则RR，突然脱落一个QRS波群）。

（3）PR间期＞0.20秒：①一度房室传导阻滞（每个P波都跟一个QRS波群）。②二度Ⅰ型房室传导阻滞（PR间期逐渐延长，直至脱落一个QRS波群）。③三度房室传导阻滞（P波与QRS波群无关，心房率快于心室率，QRS波群频率40～60次/分）。

3. 读QRS波群

（1）QRS波群时间＜0.11秒：正常或室上性心律失常。

笔记

（2）QRS波群时间＞0.11秒、前无P波：①室性逸搏时，QRS波群延后出现。②室性早搏时，QRS波群提早出现、代偿间歇完全。③室性心动过速时，连续出现＞3个异常QRS波群，具有房室分离、心室夺获、室性融合波三大特点，持续＞30秒为持续性，＜30秒自行终止为阵发性。

（3）QRS波群不成型、无等电位线：①心室扑动时，QRS波群形态规则，振幅相同，呈正弦波图形。②心室颤动时，QRS波群形态、振幅、间距绝对不规则、低小波。③尖端扭转性室速时，主波围绕基线上下扭转。

（4）是否存在病理性Q波。

4. 观ST段　主要与心肌缺血、心包炎、洋地黄中毒等相关。

5. 识T波　主要与心肌缺血、钾离子相关。

6. 辨U波　主要与钾离子相关。

拓展练习及参考答案

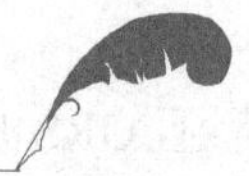

拓展练习

【填空题】

1．在急性心肌梗死的急性期ECG特点为（　）、（　）和（　）同时并存。

2．窦性P波方向为（　）。

【判断题】

1．心肌梗死超急性期主要心电图表现为T波高尖。

2．心房颤动的心电图表现为RR间距绝对规则。

笔记

【名词解释】

1．病理性Q波

2．肺型P波

【选择题】

A型题

1．Ⅰ导联主波方向向上，aVF导联主波方向向下，Ⅱ导联主波方向向下，则电轴

A．左偏　B．右偏　C．无偏移

D．不确定　E．极度左偏或极度右偏

2．与二度Ⅰ型房室传导阻滞的心电图特征相符的是

A．PR间期逐渐延长，直至一次QRS波群脱漏

B．PR间期＞0.20秒

C．PR间隔规则，直至一次QRS波群脱漏

D．长RR间隔＞2次短的RR间隔之和

E．以上均不是

3．提示二尖瓣狭窄合并左心房增大的主要心电图改变是

A．高尖P波　B．双峰P波　C．逆行P波

D．QRS波群宽　E．T波明显倒置

4．不符合室性心动过速心电图特点的是

A．RR间期规整　B．QRS波群宽大畸形　C．频率140～200次/分

D．心室夺获与室性融合波　E．P波频率快于QRS波群频率

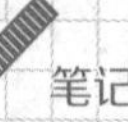

笔记

B型题

（5～8题共用选项）

A．P波　B．PR间期　C．QRS波群　D．T波　E．ST段

5．代表心房除极

6．代表心室除极

7．心室快速复极

8．心室缓慢复极

X型题

9．三度房室传导阻滞的心电图特点是

A．P波频率慢于QRS波群频率

B．P波与QRS波群无固定关系

C．QRS波群形态取决于心室起搏点位置的高低

D．PR间期固定

E．以上均不对

10．二尖瓣型P波心电图的特点

A．P波高而尖

B．P波增宽，时间＞0.11秒

C．P波有明显切迹，双峰距≥0.04秒

D．PR间期＞0.20秒

E．P波消失

【问答题】

1．简述心肌梗死定位诊断特点。

笔记

2. 如何根据心电图计算心率？

参考答案

【填空题】

1. 病理性Q波；ST段弓背向上抬高；冠状T波
2. 在Ⅰ、Ⅱ、aVF、V_4～V_6导联向上，aVR导联向下

【判断题】

1. √
2. × 心房颤动心电下传比例通常不固定，因此RR间期多不规则。

【名词解释】

1. 病理性Q波 Q波的宽度≥0.04秒，深度超过同导联R波的1/4，称为病理性Q波，可见于心肌梗死、脑血管意外等。
2. 肺型P波 表现为P波高尖，电压≥0.25mV，以Ⅱ、Ⅲ、aVF导联明显，多见于肺源性心脏病、肺动脉高压导致的右心房肥大。

【选择题】

A型题 1. A 2. A 3. B 4. E

B型题 5. A 6. C 7. D 8. E

X型题 9. BC 10. BC

【问答题】

1. 答案见知识点总结（三）2（3）。
2. 答案见知识点总结（一）3。

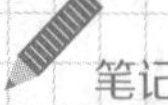
笔记

第15周　肺功能检查

一、考研真题解析

1.（2012年A型题）评估慢性阻塞性肺疾病（COPD）严重程度的肺功能指标是

A. 第1秒用力呼气容积/用力肺活量（FEV_1/FVC）

B. FEV_1%预计值

C. FEV_1绝对值

D. 一氧化碳弥散量（DL_{CO}）

【答案与解析】1. B。①FEV_1/FVC是评价气流受限的一项敏感指标。吸入支气管扩张药后FEV_1/FVC＜70%为确定存在持续气流受限的界限。②第1秒用力呼气容积占预计值百分比（FEV_1%预计值），是评估COPD严重程度的良好指标，故本题选B。其严重程度根据FEV_1%预计值分为：0级（正常）；1级（≥80%）；2级（50%～79%）；3级（30%～49%）；4级（＜30%）。③COPD患者FEV_1绝对值常减低。④DL_{CO}为一氧化碳弥散量，常用于间质性肺疾病的诊断，不用于通气功能判断。

（2、3题共用选项）（2013年B型题）

A. FEV_1/FVC降低

B. 肺总量（TLC）降低

C. 残气量/肺总量（RV/TLC）升高

D. FEV_1占预计值百分比降低

笔记

2．慢性阻塞性肺疾病的典型肺容量和通气功能的特征性变化是

3．特发性肺纤维化（IPF）的典型肺容量和通气功能的特征性变化是

【答案与解析】2、3．A、B。COPD典型的肺功能改变为阻塞性通气功能障碍，肺功能诊断标准为$FEV_1/FVC<70\%$。故第2题选A。IPF典型的肺功能改变为限制性通气功能障碍，肺功能诊断标准为TLC＜80%预计值。故第3题选B。FEV_1占预计值百分比为判断COPD患者病情严重程度的指标。RV/TLC是反映有无肺气肿及其程度的最佳指标。

4.（2016年A型题）男性，66岁。进行性呼吸困难伴干咳1年，无吸烟史。查体：双下肺可闻及爆裂音，可见杵状指。胸部高分辨率CT提示双下肺蜂窝状改变。最可能的肺功能指标改变是

A．FEV_1/FVC降低　B．TLC降低　C．RV增高　D．DL_{CO}增高

【答案与解析】4．B。患者为老年男性，慢性咳嗽，肺内有爆裂音、杵状指，可诊断为特发性肺纤维化。肺功能表现为限制性通气功能障碍，弥散量降低伴低氧血症或Ⅰ型呼吸衰竭。限制性通气功能障碍时TLC、RV降低、FEV_1/FVC正常或升高，DL_{CO}降低。

（5、6题共用题干）（2020年A型题）

男性，68岁。咳嗽、咳痰10年，活动后喘息2年，上3层楼即感气短需要休息，近1年来无急性加重。既往吸烟48年，每日1包。查体：桶状胸，双肺叩诊过清音，呼气相延长。胸部X线片检查可见双肺透亮度增加。肺功能吸入支气管扩张药后FEV_1/FVC 61%，$FEV_1\%$预计值52%。

笔记

5．该患者最可能的诊断是

A．慢性阻塞性肺疾病　　B．支气管扩张症

C．支气管哮喘　　D．间质性肺疾病

6．该患者肺功能异常是

A．限制性通气功能障碍　　B．阻塞性通气功能障碍，轻度

C．阻塞性通气功能障碍，中度　　D．阻塞性通气功能障碍，重度

【答案与解析】5．A。该患者为老年男性，根据该患者临床症状和各项检查，考虑为COPD，选A。支气管扩张症患者典型表现为反复慢性咳嗽、大量咯脓痰，胸部X线片常见支气管呈卷发状或串珠状阴影。支气管哮喘多为儿童或青少年起病，有变应原接触史。间质性肺疾病为限制性通气功能障碍，患者FEV_1/FVC正常或增加。6．C。FEV_1/FVC是评价气流受限的一项敏感指标，$FEV_1\%$预计值是评估COPD严重程度的良好指标，该患者FEV_1/FVC为61%，$FEV_1\%$预计值为52%，考虑为阻塞性通气功能障碍，中度。故第6题选C。

7.（2021年A型题）以下哪个符合慢性阻塞性肺气肿的肺功能标准

A．吸入支气管扩张药后$FEV_1 < 80\%$预计值

B．吸入支气管扩张药后$FEV_1 < 70\%$预计值

C．吸入支气管扩张药后$FEV_1/FVC < 80\%$

D．吸入支气管扩张药后$FEV_1/FVC < 70\%$

【答案与解析】7．D。肺功能检查确定持续气流受限是COPD诊断的必备条件，吸

入支气管扩张药后，FEV_1/FVC＜70%为确定存在持续气流受限的界限，若能同时排除其他已知病因或具有特征病理表现的气流受限疾病，则可明确诊断为COPD。故本题选D。

8.（2022年A型题）肺功能检查确定持续性阻塞性通气功能障碍的是

A．吸入组胺激发后FEV_1/FVC＜70%

B．吸入支气管扩张药后FEV_1/FVC＜70%

C．无须气道内给药在静息状态下测得的FEV_1/FVC＜70%

D．RV/TLC＞35%

【答案与解析】 8．B。参见考研真题解析第6题解析。

二、知识点总结

本周知识点考点频率统计见表15-1。

表15-1 肺功能检查考点频率统计表（2012—2022年）

年 份	通气功能检查			换气功能检查
	RV	TLC	FVC	DL_{CO}
2022			√	
2021			√	
2020			√	

笔记

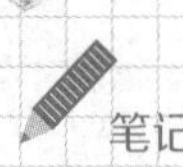

笔记

续 表

年 份	通气功能检查			换气功能检查
	RV	TLC	FVC	DL_{CO}
2019				
2018				
2016	√	√	√	√
2015				
2013	√	√	√	
2012			√	√

（一）通气功能检查

1. 肺容积

（1）肺活量（VC）：指尽力吸气后所能呼出的最大气量。小于预计值80%为降低，提示有限制性通气功能障碍或严重的阻塞性通气功能障碍。

（2）残气量（RV）：指最大呼气末肺内的含气量。

（3）肺总量（TLC）：指最大吸气后肺内的含气量，TLC降低见于广泛肺部疾病（如肺水肿、肺不张、肺间质疾病、胸腔积液、气胸等），肺气肿时TLC正常或升高。

2. 通气功能

（1）用力肺活量（FVC）：①第1秒用力呼气容积（FEV_1）指最大吸气后以最大的

笔记

努力和最快的速度呼气第1秒内所得到的呼气量。②一秒率为FEV_1与FVC之比，正常＞70%，降低见于阻塞性通气障碍，如COPD、支气管哮喘急性发作，两者区别是支气管哮喘为可逆性气道阻塞，应用支气管扩张药后一秒率可改善。

（2）阻塞性肺气肿程度：可根据RV/TLC判断。①无肺气肿：≤35%。②轻度：36%～45%。③中度：46%～55%。④重度：≥56%。

（3）气道阻塞可逆性判断：用支气管扩张药后FEV_1改善超过12%且绝对值增加达200ml提示气道可逆。

（二）换气功能检查

肺泡弥散功能常测定DL_{CO}，小于预计值80%提示有肺泡弥散功能障碍，见于肺间质纤维化、石棉沉着病、肺气肿、肺结核、气胸、肺部感染、贫血等，升高常见于红细胞增多症、肺出血等。

拓展练习及参考答案

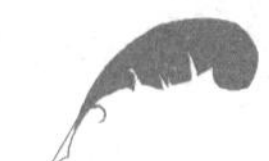

拓展练习

【填空题】

1．肺活量降低指小于预计值（　）。

2．DL_{CO}小于预计值（　）提示有肺泡弥散功能障碍。

【判断题】

1．用支气管扩张药后FEV_1改善超过12%提示气道可逆。

2．肺气肿患者RV及TLC均降低。

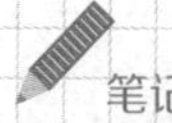

笔记

【名词解释】

一秒率

【选择题】

A型题

1. 阻塞性通气功能障碍的判断标准为

A. FEV_1/FVC低于预计值80%　　B. FEV_1/FVC低于预计值92%　　C. FEV_1/FVC低于预计值90%

D. FEV_1占预计值百分比＜80　　E. 以上都不是

2. 以下哪项不是肺功能检查的禁忌证

A. 10年前曾因支气管扩张症咯血住院，已治愈出院

B. 2个月前曾因心肌梗死住院治疗，已治愈出院

C. 孕30周，因反复咳嗽2周门诊就诊

D. 因突发胸痛、呼吸困难2小时急诊就诊，经胸部X线检查诊断为气胸

E. CT检查发现多发性肺大疱，其中最大者约11cm×6cm，薄壁，贴近胸膜

B型题

（第3、4题共用选项）

A. RV/TLC≤35%　　B. RV/TLC 36%～45%　　C. RV/TLC 46%～55%

D. RV/TLC≥56%　　E. RV/TLC≥65%

3. 轻度肺气肿的判断标准

4. 重度肺气肿的判断标准

X型题

5. 肺活量包括

A. 潮气量　　B. 补吸气量　　C. 补呼气量　　D. 残气量　　E. 肺总量

笔记

【问答题】

简述通气功能障碍的类型、特点及其区别。

参考答案

【填空题】

1. 80%

2. 80%

【判断题】

1. × 用支气管扩张药后FEV_1改善超过12%且绝对值增加达200ml提示气道可逆。

2. × 肺气肿患者RV升高，TLC正常或升高，但RV/TLC＞40%。

【名词解释】

一秒率 第1秒用力呼气容积与用力肺活量的比值，正常＞70%，降低见于阻塞性通气障碍，如COPD、支气管哮喘急性发作。

【选择题】

A型题 1. A 2. B

B型题 3. B 4. D

X型题 5. ABC

【问答题】

答案如下：通气功能障碍分为阻塞性、限制性和混合性三种类型。①阻塞性通气功能障碍的特点是以流速（如FEV_1/FVC%）降低为主，见于各种原因所致的气道阻塞及肺气肿等。②限制性通气功能障碍则以肺容积（如VC）减少为主，见于肺间质病变、肺占位性病变、胸膜病变、胸廓病变等使肺扩张受限的情况。③混合性通气功能障碍兼有二者的特点。

笔记

第16周　问诊、病历书写及诊断思维

一、考研真题解析

1.（2014年A型题）女性，22岁。无诱因突发右下腹部剧烈疼痛，向腰骶及会阴部放射，伴头晕、恶心、大汗、欲排大便感，未作任何处理来院急诊。在询问病史中，对明确腹痛病因价值最大的是

A．转移性腹痛史　B．不洁饮食　C．尿路结石史　D．婚姻月经史

【答案与解析】1．D。该患者为青年女性，以腹痛为主要临床表现，向腰骶及会阴部放射，此处为膀胱、子宫放射区，伴有休克症状及盆腔积液症状，排便感主要是由盆腔出血刺激引起，尤其是异位妊娠破裂出血以后，如果有腹腔积血，直肠子宫陷凹是立位女性腹膜腔的最低点，血液常积于此，可引起腹痛、便意。且该患者为青年女性，询问婚姻月经史是问诊常规项目。故本题选D。阑尾炎和胃肠炎不会向会阴部放射，尿路结石不会出现排便感。

（2、3题共用题干）（2019年A型题）

女性，49岁。2个月来无诱因出现心前区憋闷、气促，每次持续10分钟至半小时，发作时伴乏力、四肢麻木、手心出汗，活动不受限。1小时前症状再发并持续不缓解，步行来院。既往有高血脂，无其他病史。其父患心脏病猝死。查体：P 80次/分，

笔记

R 16次/分，BP 130/70mmHg。肥胖体型，双肺（-），心界不大，心律整齐，心尖部可闻及2/6级收缩期杂音，主动脉瓣听诊区第二心音＝肺动脉瓣听诊区第二心音（$A_2=P_2$），腹部（-），左下肢水肿（±）。心电图：Ⅲ、aVF、V_5导联T波低平。

2．此时给予患者最正确的处理是

A．对症处理，临床观察　　B．保证氧供，急诊溶栓

C．积极抗凝，抗血小板　　D．血运重建，急诊介入

3．患者症状缓解后2周再次来院，为明确诊断，此时应首选的检查是

A．超声心动图　　B．冠状动脉造影

C．运动负荷心电图　　D．肺通气灌注扫描

【答案与解析】2．A。该患者目前尚不能确定引发症状的具体病因，应给予患者对症处理、临床观察，再根据临床观察结果给予进一步的诊疗方案。故第2题A。3．C。该患者为明确是否为冠状动脉粥样硬化性心脏病，可行运动负荷试验心电图检查，第3题选C。超声心动图的检查目的在于了解心室壁的运动和左心室的功能。冠状动脉造影为有创性检查手段，不作为首选检查。肺通气灌注扫描是诊断肺栓塞的重要检查方法。

4．（2020年A型题）女性，18岁。乏力、面色苍白半年。月经量增多2年余。查体：贫血貌，巩膜无黄染，心肺检查未见异常，腹平软，肝脾肋下未触及。血液检查：Hb 80g/L，平均红细胞容积（MCV）65fl，平均红细胞血红蛋白量（MCH）20pg，平均红细胞血红蛋白浓度（MCHC）300g/L，WBC 4.0×10^9/L，PLT 310×10^9/L。下列各项对明

笔记

确贫血病因最有意义的是

A. 询问饮食情况及舌检查　　B. 询问既往患病史

C. 询问详细月经情况和妇科检查　　D. 询问贫血家族史

【答案与解析】4. C。该患者为青少年女性，半年来面色苍白，两年多来月经过多。根据化验结果，MCV＜80fl、MCH＜27pg、MCHC＜320g/L，考虑为小细胞低色素性贫血，根据病史，最可能是缺铁性贫血。缺铁性贫血可由于铁摄入过少、铁吸收及利用障碍以及铁丢失过多引起，但年轻女性缺铁性贫血最常见的病因是月经过多导致的铁丢失过多，故应详细询问月经史和妇科检查。

5.（2021年A型题）女性，19岁。出国留学归国后以月经不调就诊。患者自述月经不调，担心因为不适应当地生活。下列沟通适合的是

A. 了解月经异常情况并给予相应诊治

B. 了解月经情况及患者在国外的心理情况并给予诊治

C. 了解月经情况及患者在国外的社会适应情况并给予诊治

D. 了解月经情况及患者在国外的心理和社会适应情况并给予诊治和安慰

【答案与解析】5. D。医务人员在每次沟通中都应有明确的目标，围绕沟通的目标获取有效信息，表达对患者的关怀和支持，达成诊疗上的共识。在基本了解患者的病情后，围绕疾病诊断或治疗需要的重要信息进行合理的提问，有利于患者更清晰全面地陈述，同时也会提高沟通效率。在每次沟通中、都以达到目标或达成共识结束。有时沟通目标太大，可以分阶段、分多次沟通，最终达到总目标。

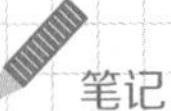

笔记

二、知识点总结

本周知识点考点频率统计见表16-1。

表16-1　问诊、病历书写及诊断思维考点频率统计表（2012—2022年）

年份	问诊		病历书写	诊断思维	
	内容	基本方法		步骤	方法
2022					
2021		√			
2020	√				
2019					√
2018					
2017					
2016					√
2015					
2014	√				
2013					
2012					

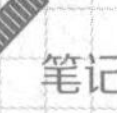
笔记

（一）问诊

1. 问诊的注意事项

（1）问话通俗，避免医学术语、诱问、暗示性及不良刺激的语言和表情、重复提问。

（2）危重患者扼要询问重点检查，先抢救再补充病史。

（3）去伪存真，及时核实，患者陈述的病名应使用引号并进一步询问特点。

（4）其他医疗单位的病历作为参考资料，综合分析。

2. 问诊的内容　详见（二）1（1）～（9）。

（二）病历书写（以住院病历为例）

1. 入院记录　应于患者入院后24小时内完成。

（1）一般项目：包括姓名、性别、年龄、民族、婚姻状况、出生地、职业、工作单位、住址、入院时间、记录时间、病史陈述者（应注明与患者的关系），须逐项填写，不可空缺。

（2）主诉：就诊的最主要症状（或体征）及其持续的时间。主诉记录时的注意事项：①简明扼要＜21个字，包括主要症状的性质和持续时间。②症状按先后时间排列。③与现病史和诊断相呼应。

注意症状与体征的区别。症状指患者对机体生理功能异常的自身体验和主观感觉。体征指医生通过体格检查发现的客观异常征象。症状和体征可单独出现或同时存在，有的异常既是症状又是体征。

（3）现病史：围绕主诉询问从起病到就诊时疾病的发生、发展经过和诊治情

况。现病史问诊的主要内容如下。①起病情况：时间及形式，病因和诱因。②主要症状：部位、性质、程度、持续时间、缓解及加重因素。③病情发展与演变：持续性/间歇性/进行性。④伴随症状：与现症有关的病史及有意义的阴性病史。⑤诊疗经过：检查、诊断、治疗及效果。⑥一般情况：精神状态、体力、食欲、大小便、睡眠、体重。

（4）既往史：患者过去的健康和疾病情况，包括既往一般健康状况、疾病史、传染病史、预防接种史、手术外伤史、输血史、食物或药物过敏史。

（5）系统回顾：呼吸系统、循环系统、消化系统、泌尿系统、造血系统、内分泌及代谢系统、神经精神系统、肌肉骨骼系统。

（6）个人史：出生地及长期居留地，生活习惯及有无烟酒嗜好，常用药物，职业与工作条件情况，有无冶游史。

（7）婚姻史。

（8）月经史、生育史：记录格式如下。①月经史：初潮年龄$\frac{\text{行经期（天）}}{\text{月经周期（天）}}$末次月经之间（LMP）或绝经年龄。②生育史：足月分娩数－早产数－流产或人工流产数－存活数。

（9）家族史：①父母、兄弟、姐妹及子女的健康情况。②有无与患者类似的疾病。③如已死亡，应记录死亡原因及年龄。④家属中有无患结核、肝炎、性病等传染性疾病。⑤有无家族性遗传性疾病，如糖尿病、血友病等。

（10）体格检查：按照系统循序进行书写。

笔记

2. **病程记录**

（1）继入院记录之后，对患者病情和诊疗过程所进行的连续性记录。

（2）内容包括患者的病情变化情况、重要的辅助检查结果及临床意义、上级医师查房意见、会诊意见、医师分析讨论意见、所采取的诊疗措施及效果、医嘱更改及理由、向患者及其近亲属告知的重要事项等。

（3）病程记录除了要真实及时外，还要有分析判断和计划总结，注意全面系统、重点突出、前后连贯。

（4）首次病程应在患者入院后8小时内完成。内容包括病例特点、拟诊讨论（诊断依据及鉴别诊断）、诊疗计划等。

3. **其他** 同意书、病危（重）通知书、医嘱单、辅助检查报告单、体温单、住院病案首页等。

（三）诊断疾病的步骤和临床思维方法

1. **诊断疾病的步骤**

（1）搜集临床资料：①病史。②体格检查，应全面、有序、重点、规范和正确。③实验室及其他检查。

（2）分析、综合、评价资料：通过对各种临床资料的分析、综合和评价，医生应对疾病的主要临床表现及特点、疾病的演变情况、治疗效果等，有清晰明确的认识，为提出初步诊断打下基础。

（3）对疾病提出初步诊断：对各种临床资料进行分析、综合和评价后，结合医生掌握的医学知识和临床经验，将可能性较大的几个疾病排列出来，作为诊断假设。尝试用

笔记

诊断假设解释患者的临床表现，并排优先次序。选择可能性最大的、最能解释所有临床发现的疾病形成初步诊断。如暂时不能，保留几种疾病予以进一步观察。注意可能危及生命的诊断与可治疗疾病的诊断。初步诊断能够为疾病进行必要的治疗提供依据，并为确立和修正诊断奠定基础。

（4）验证或修正诊断：通过提出初步诊断后的必要治疗，客观细致的病情观察，复查某些检查结果，选择一些必要的特殊检查等来验证诊断或修正诊断。

2. 临床思维方法

（1）临床思维两大要素：临床实践和科学思维。

（2）诊断思维应注意的问题：①现象与本质。②主要与次要。③局部与整体。④典型与不典型。

（3）临床思维的基本方法：①推理，包括演绎推理、归纳推理和类比推理。②横向列举。③模式识别。④其他方法，如从解剖、生理、病理生理的角度进行考虑。

（4）诊断思维的基本原则：①首先考虑常见病、多发病。②首先考虑器质性疾病的存在。③首先考虑可治性疾病的诊断。④应考虑当地流行和发生的传染病与地方病。⑤尽可能以一种疾病去解释多种临床表现。⑥实事求是的原则。⑦以患者为整体的原则。

（5）循证医学的应用。

（6）临床思维的特点：对象的复杂性、时间的紧迫性、资料的不完备性、诊断的概然性、诊断的动态性。

（7）常见诊断失误的原因：病史资料不完整、不确切；观察不细致或检查结果误差

笔记

较大；医学知识不足，缺乏临床经验；其他原因。

拓展练习及参考答案

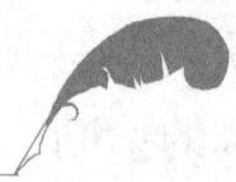

拓展练习

【填空题】

1. 问诊的主要内容包括（　）、（　）、（　）、（　）、（　）、（　）、（　）、（　）、（　）。
2. 个人史包括（　）、（　）、（　）、（　）。
3. 月经史的书写格式为（　）。
4. 一般状况包括（　）、（　）、（　）、（　）、（　）、（　）。

【判断题】

1. 主诉为患者感受最主要的痛苦或最明显的症状或/和体征，也就是本次就诊最主要的原因及其持续时间。
2. 既往史是病史中的主体部分，它记录患者患病后的全过程，即发生、发展、演变和诊治经过。
3. 病历摘要书写应简明扼要、高度概述病史要点、体格检查、实验室及器械检查的重要阳性结果和具有重要鉴别意义的阴性结果，字数以不超过300字为宜。
4. 首次病程记录是指患者入院后由经治医师或值班医师书写的第一次病程记录，应当在患者入院后12小时内完成。

【名词解释】

1. 主诉
2. 临床思维

笔记

【选择题】

A型题

1. 下列内容属于现病史的是
A．习惯与嗜好　B．生育史　C．本次发病到就诊的时间
D．药物过敏史　E．职业

2. 下列内容属于既往史的是
A．起病经过　B．预防注射　C．诊疗经过　D．吸烟史　E．月经史

3. 属于诱导性提问的是
A．您哪里疼痛　B．您感觉哪儿不舒服　C．多在什么情况下发病
D．您起病有什么原因　E．您上腹痛时向右肩放射吗

4. 属于医学术语的叙述是
A．心慌　B．心悸　C．肚子胀　D．拉肚子　E．气喘不止

5. 属于个人史的是
A．发病时间　B．预防接种　C．血吸虫疫水接触史
D．病因与诱因　E．诊治情况

6. 属于生育史的内容是
A．特殊爱好　B．避孕措施　C．工业毒物接触情况
D．饮食的规律　E．业余爱好

7. 在问诊内容方面的基本要求是
A．语言简练　B．表达清晰　C．文字通顺　D．全面系统　E．格式正确

8. 属于既往史内容的是
A．发病的症状　B．发病时体征　C．发病的诱因　D．父母健康状况　E．预防接种史

笔记

9．问诊内容的主体部分是

A．主诉　B．现病史　C．既往史　D．个人史　E．家族史

10．有关主诉的描述，不正确的是

A．患者感受最主要的痛苦或最明显的症状或体征

B．可初步反映病情轻重与急缓

C．本次就诊最主要的原因

D．可反映患病的时间

E．主诉并非现病的主要表述

11．不属于一般项目内容的是

A．姓名、性别　B．年龄、籍贯　C．出生地、住址　D．习惯、嗜好　E．民族、婚姻

B型题

（12、13题共用选项）

A．咳嗽、胸痛、呼吸困难　B．活动后气急、心前区疼痛　C．多饮、多尿、多食、消瘦

D．尿频、尿急、尿痛、腰痛　E．皮肤苍白、头昏眼花

12．属于循环系统问诊要点的是

13．属于泌尿系统问诊要点的是

（14、15题共用选项）

A．头痛、记忆力减退、抽搐　B．腹痛、腹泻、恶心、呕吐　C．头昏眼花、虚弱、黏膜苍白

D．关节畸形、肌肉萎缩　E．耳聋、耳鸣、眩晕

14．属于消化系统问诊要点的是

15．属于神经系统问诊要点的是

X型题

16. 下列哪些情况属于需要采用特殊问诊技巧

A. 多话与唠叨者　　B. 愤怒与敌意者　　C. 传染病患者

D. 妊娠妇女　　E. 老年人

【简答题】

1. 什么是现病史？现病史的问诊包括哪些方面的内容？

2. 诊断过程中临床思维应注意哪些原则？

参考答案

【填空题】

1. 一般项目；主诉；现病史；既往史；系统回顾；个人史；婚姻史；月经史和生育史；家族史

2. 社会经历；职业及工作条件；习惯与嗜好；冶游史

3. 初潮年龄$\dfrac{\text{行经期（天）}}{\text{月经周期（天）}}$末次月经之间（LMP）或绝经年龄

4. 精神状态；体力；食欲；大小便；睡眠；体重

【判断题】

1. √

2. ×　现病史。

3. √

4. ×　8小时。

【名词解释】

1. 主诉　患者感受最主要的痛苦或最明显的症状和/或体征，也就是本次就诊最主要的原因及其持续

笔记

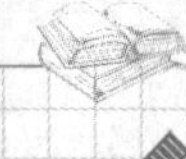

笔记

时间。

2. 临床思维　在临床实践中用来收集和评价资料，以及作出诊断和处理判断的推理过程。

【选择题】

A型题　1. C　2. B　3. E　4. B　5. C　6. B　7. D　8. E　9. B　10. E　11. D

B型题　12. B　13. D　14. B　15. A

X型题　16. ABE

【简答题】

1. 答案见知识点总结（二）1（3）。

2. 答案见知识点总结（三）2（4）。

附录

期末综合测试

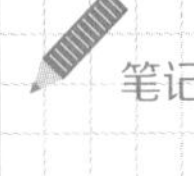

一、填空题（每空1分，共35分）

1. 心肌梗死心电图图形的演变过程和演变时间可分为（　）、（　）、（　）、（　）。

2. 三凹征表现为（　）、（　）、（　）明显凹陷。

3. 皮肤或黏膜下出血，直径（　）者称为瘀点，（　）者称为紫癜，（　）者称为瘀斑。

4. 成人收缩压≥（　）和/或舒张压≥（　）称为高血压。

5. 腹部叩诊移动性浊音阳性，一般腹水量达（　）以上，有波动感提示腹水量达（　）、以上，水坑征阳性提示腹水量有（　）以上。

6. 脓毒败血症患者，最高体温40.2℃，一天内波动范围大，最低时为37.5℃。此热型被称为（　）。

7. 女性，38岁。晨起发现眼睑浮肿1周，逐渐蔓延至全身。此患者水肿按照发生机制分类，最可能是属于（　）性水肿。

8. 中、重度主动脉瓣关闭不全，导致左心室舒张期容量负荷过高，使二尖瓣基本处于半关闭状态，二尖瓣相对狭窄而产生杂音，称（　）杂音。

笔记

9．当血中高铁血红蛋白量达到（　）时可出现发绀；当血中硫化血红蛋白量达到（　）时可出现发绀。

10．成人血液检查白细胞计数正常参考值为（　），血小板计数正常参考值为（　）。

11．尿液镜检每高倍镜视野下白细胞＞（　）个，称为镜下脓尿，主要见于（　）。

12．当血内生肌酐清除率（Ccr）（　）时提示尿毒症。

13．糖尿病的诊断界值为空腹血糖（　），或口服葡萄糖耐量试验（OGTT）2小时血糖（　）。

14．（　）和（　）不受甲状腺激素结合球蛋白影响，是能够直接反映甲状腺功能状态的指标。

15．乙肝六项测定包括的项目有（　）、（　）、（　）、（　）、（　）和（　）。

二、单项选择题（每题1分，共25分）

1．下列关于体温变化的叙述不正确的是

A．妇女月经期体温较高　　B．青壮年体温较老年人高

C．剧烈运动体温可以升高　　D．进餐后体温升高

E．孕妇体温较高

2．非感染性发热不包括下列哪一项

A．心肌梗死后低热　　B．白血病　　C．甲状腺功能亢进症

D．流行性出血热　　E．感染后低热

3．严重的酸中毒产生的深长呼吸称为

A．陈－施（Cheyne-Stokes）呼吸　　B．比奥（Biots）呼吸

C．抑制性呼吸　　D．库斯莫尔（Kussmaul）呼吸

E．叹息样呼吸

4．女性，22岁。晨起呕吐5天，有时呕吐少量食物，无腹痛及腹泻，已停经40余天。最可能的诊断是

A．病毒性肝炎　　B．急性胃炎

C．妊娠呕吐　　D．慢性咽炎

E．神经性呕吐

5．男性，30岁。因糖尿病口服大量南瓜及南瓜粉，近日发现皮肤黏膜明显黄染。体检：皮肤黄染，巩膜不黄，肝脾肋下未扪及。肝功能检查：血清总胆红素17.0μmol/L，结合胆红素0.6μmol/L，转氨酶正常，尿胆原及尿胆红素均阴性。最可能的诊断是

A．溶血性黄疸　　B．肝细胞黄疸

C．胆汁淤积性黄疸　　D．隐性黄疸

E．假性黄疸

6．以下关于肌力的说法不正确的是

A．0级：完全瘫痪　　B．1级：肢体可在床面上水平移动

C．3级：肢体抬离床面但不能抗阻力　　D．5级：正常肌力

笔记

笔记

E．2级：肢体可在床面上水平移动，但不能抬离床面

7．下列何种情况肺下界移动度不消失

A．膈神经麻痹

B．肺气肿

C．血气胸

D．胸腔大量积液

E．广泛胸膜增厚粘连

8．肺部听诊湿啰音特点为

A．多在呼气末明显

B．部位恒定，性质不易变，咳嗽后不消失

C．持续时间短

D．有些湿啰音类似哨笛音

E．瞬间数目可明显增减

9．第一心音的主要成分是

A．半月瓣开放

B．心房收缩

C．房室瓣关闭

D．乳头肌收缩

E．血流冲击大血管

10．下列病变时，心界变化的描述错误的是

A．左心室增大——向左下扩大

B．右心室增大——仅向右扩大

C．心包积液——立卧位心界不一致

D．左心房增大——心腰部突出

E．扩张型心肌病——普大心

11．查体见腹壁浅静脉曲张，脐以上血流方向由下至上，脐以下血流由下至上，可

笔记

能是下列哪种情况

A．上腔静脉阻塞　B．下腔静脉阻塞
C．门静脉高压症　D．髂内静脉阻塞
E．骼外静脉阻塞

12．上腹部出现明显胃蠕动波，常见于下列哪种疾病

A．急性胃炎　B．胃黏膜脱垂　C．胃癌
D．胃溃疡　E．幽门梗阻

13．肝脏进行性肿大，质地坚硬，有结节感，最常见于

A．肝淤血　B．慢性肝炎　C．肝癌
D．脂肪肝　E．急性肝炎

14．下列疾病听诊时语音共振均减弱，但除外

A．支气管阻塞　B．肺气肿　C．大叶性肺炎实变期
D．胸膜增厚　E．大量胸腔积液

15．胸腔积液患者多喜哪种体位

A．健侧卧位　B．患侧卧位　C．俯卧位
D．仰卧位　E．高枕卧位

16．奇脉检查阳性者是患者在吸气时桡动脉搏动呈下列改变

A．不变　B．减弱或消失　C．增强

笔记

D．先增强后减弱　　E．先减弱后增强

17．肝掌见于慢性肝病者，其发生机制为

A．与肝脏对体内甲状腺素的灭活减弱有关

B．与肝脏对体内雌激素的灭活减弱有关

C．肝病时体内甲状腺素的产生增加

D．肝病时体内雌激素的产生增加

E．以上均不对

18．有关肺型P波，下列哪一项是错误的

A．P波呈双峰型　　B．Ⅱ、Ⅲ、aVF导联上表现突出

C．P波宽度不增加　　D．P波幅度＞0.25mv

E．P波尖锐高耸

19．剑突下收缩期搏动，见于

A．右心室增大　　B．心包积液　　C．升主动脉瘤

D．左心室增大　　E．主动脉瓣关闭不全

20．心前区疼痛向左肩和左臂内侧放射，应用硝酸甘油可迅速缓解提示

A．急性心包炎　　B．心绞痛　　C．急性心肌梗死

D．食管炎　　E．纵隔炎

21．下列疾病网织红细胞不会增多的是

笔记

A. 溶血性贫血　B. 急性失血　C. 缺铁性贫血
D. 巨幼细胞贫血　E. 再生障碍性贫血

22. 肝脏功能严重受损时，可能出现的情况是
A. 血清ALT降低　B. A/G比值升高
C. 凝血酶原时间延长　D. 血清总胆红素降低
E. 出现M蛋白

23. 缺铁性贫血时，下列哪一项指标是升高的
A. 血清铁　B. 总铁结合力
C. 铁蛋白　D. 转铁蛋白饱和度
E. 都不升高

24. 具有抗动脉粥样硬化作用的脂蛋白是
A. 乳糜微粒（CM）　B. 极低密度脂蛋白（VLDL）
C. 低密度脂蛋白（LDL）　D. 中密度脂蛋白（IDL）
E. 高密度脂蛋白（HDL）

25. 升高提示卵巢癌等，可观察疗效、判断有无复发的肿瘤指标是
A. 甲胎蛋白（AFP）　B. 癌胚抗原（CEA）
C. 癌抗原153（CA153）　D. 癌抗原125（CA125）
E. 糖链抗原199（CA199）

笔记

三、名词解释（每题3分，共12分）

1. 墨菲（Murphy）征
2. 黄疸
3. 蜘蛛痣
4. 症状和体征

四、简答题（第1题8分，第2题7分，共15分）

1. 试述咯血与呕血的鉴别。
2. 简述收缩期生理性与器质性杂音的鉴别要点。

五、病例问诊（共13分）

男性，32岁。腰背疼痛2小时入院，查体上输尿管点压痛（＋），作为一名住院医生怎样进行现病史及相关病史的询问？

参考答案

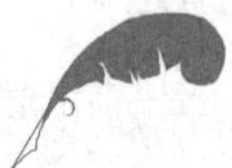

参考答案

一、填空题

1. 超急性期；急性期；亚急性期；陈旧期

笔记

2. 胸骨上窝；锁骨上窝；肋间隙
3. 不超过2mm；3 ～ 5mm；大于5mm
4. 140mmHg；90mmHg
5. 1000ml；3000 ～ 4000ml；120ml。
6. 弛张热
7. 肾源
8. 奥斯汀·弗林特（Austin Flint）
9. 30g/L；5g/L
10.（4 ～ 10）$\times 10^9$/L；（100 ～ 300）$\times 10^9$/L
11. 5；尿路感染
12. ＜10ml/min
13. ≥7.0mmol/L；≥11.1 mmol/L
14. FT_3；FT_4
15. HBsAg；抗-HBs；HBeAg；抗-HBe；抗-HBc；HBcAg

二、选择题

1. A 2. D 3. D 4. C 5. E 6. B 7. B 8. B 9. C 10. B 11. B 12. E 13. C
14. C 15. B 16. B 17. B 18. A 19. A 20. B 21. E 22. C 23. B 24. E 25. D

三、名词解释

1. 墨菲（Murphy）征　医师以左手掌平放于患者右肋下部，以拇指指腹勾压于右肋下胆囊点处，然后嘱患者缓慢深吸气。在吸气过程中发炎的胆囊下移时碰到用力按压的拇指，即可引起疼痛，如因剧烈疼痛而致吸气终止，称Murphy征阳性，是胆囊有炎症的体征。
2. 黄疸　血清胆红素升高导致皮肤、黏膜、巩膜发黄的症状和体征。血清总胆红素＞34.2μmol/L时

笔记

为显性黄疸，17.1 ～ 34.2μmol/L时为隐性黄疸。

3. 蜘蛛痣　皮肤小动脉末端分支性扩张所形成的血管痣，形似蜘蛛，多出现于上腔静脉引流区，如面、颈、上肢、前胸等处，大小不等，蜘蛛痣的出现与肝脏对雌激素的灭活减弱有关，常见于急、慢性肝炎及肝硬化。检查时用棉签等物品压迫蜘蛛痣的中心，其辐射状小血管网立即消失，去除压力后复现。

4. 症状是患者对机体生理功能异常的自身体验和主观感觉；体征指医生通过体格检查发现的客观异常征象。症状和体征可单独出现或同时存在，有的异常既是症状又是体征。

四、简答题

1. 答案见第2周表2-5。
2. 答案见第6周表6-3。

五、病例问诊

（1）现病史：根据主诉及相关鉴别询问以下内容。①疼痛性质和特点，包括疼痛部位、疼痛强度、疼痛性质（绞痛、隐痛、钝痛等）、有无向四周放射，持续性痛还是阵发性痛。②发病诱因。③伴随症状，如尿频、尿急、尿痛、血尿、排尿中断、发热、呕吐等。④饮食、睡眠、大小便、体重变化情况。⑤诊疗经过，是否到过医院就诊，做过哪些检查，有无治疗，治疗的情况及效果如何。

（2）相关病史：①有无药物过敏史。②既往有无类似发作及腹部手术史。③有无高尿酸病史及甲状旁腺功能亢进症等病史。④平素有无排尿困难。